Tanja Salkowski

Mit der richtigen Ernährung gegen den Seelenblues

» Eigentlich weiß man ja, dass man sich nichts Gutes tut. Aber zumindest ich kann das hervorragend ignorieren. Und das ist der Moment, in dem dieses Buch die Bühne betritt und einem so gekonnt in die etablierten Muster grätscht, dass man sich grinsend ertappt fühlt.
Ein liebevoller Arschtritt, wenn man so will. «

Tobi Katze, Slampoet und Autor von »Morgen ist leider auch noch ein Tag«

» Tanja Salkowski weiß aus eigener Erfahrung, dass man über das eigene Essverhalten seelische Verstimmungen besser regulieren kann. Ein kluges und hilfreiches Buch zu den Zusammenhängen zwischen Nahrung und Körper und wie man selbst Einfluss darauf nehmen kann. «

Klaus Bernhardt, Heilpraktiker für Psychotherapie und Bestsellerautor

Tanja Salkowski

Mit der richtigen Ernährung gegen den Seelenblues

Einfache und wirksame Hilfe bei Depression, Burn-out und Stimmungstief

Kösel

FSC www.fsc.org MIX Papier aus verantwortungsvollen Quellen FSC® C021956

Klimaneutral Druckprodukt ClimatePartner.com/14044-1912-1001

Penguin Random House Verlagsgruppe FSC® N001967

Redaktion: Gabriele Gaßmann
Umschlag: Weiss Werkstatt, München
Umschlagmotiv: Tatiana Stulbo / Shutterstock.com (Obst, Gemüse), Ksenia Zvezdina / Shutterstock.com (Teller)
Illustrationen: *Daphne Patellis:* 32, 119, 131 / *iStock.com:* 57 Herz, Mund, Krone (Gwens Graphic Studio); 76 (Tartila) / *Shutterstock.com:* 57 Regenbogen (mhatzapa); 57 Stern, Blüte, Tasse (Pravdinal) / *stock.adobe.com:* 17, 63–75, 78, 80, 100–117, 138, 141, 148, 155, 156, 163 (artinspiring); 43 (Mara Fribus); 57 Fuß (Kreatiw); 82 (FrederickS) / *Tanja Salkowski:* 126, 135, 137, 140, 143, 147, 151, 154, 159, 161
Druck und Bindung: Litotipografia Alcione srl, Lavis
Printed in Italy
ISBN 978-3-466-34766-7
www.koesel.de

Dieses Buch ist auch als E-Book erhältlich.

Inhalt

Umfrage aus meiner Facebook-Gruppe

Wenn ich depressive Verstimmungen habe, schaffe ich es nicht, mir etwas zu kochen, weil …

»… mir dann jeder Handgriff zu viel ist.«
(Joey)

»… es dann zu anstrengend ist. Das Kochen an sich, das Einkaufen dafür, der Abwasch.«
(Andrea)

»… es mir schwerfällt, mir etwas Gutes zu tun.«
(Sandra)

»… mir alles zu viel und sinnlos erscheint.«
(Peter)

»… ich darauf warte, dass ein besserer Zeitpunkt kommt … das kann Tage dauern.«
(Heike)

»… mich der Aufwand noch mehr in den Keller zieht.«
(Bernd)

»… ich keinen Hunger habe.«
(Susanne)

»… ich Selbstzweifel habe, ob ich das überhaupt kann und ob es mir schmecken wird.«
(Nadine)

»… ich nur noch Süßkram essen will.«
(Dirk)

Prolog

Gestern war ein echt mieser Tag, nein, die ganze Woche war mies. Viel Arbeit, Stress, kaum Ruhe, mit den Nerven am Rande und anstrengende Auseinandersetzungen mit anderen gab es auch noch. Mein Leben ist momentan nicht gerade dufte. Außerdem gehöre ich zu den über fünf Millionen Menschen in Deutschland, die eine diagnostizierte Depression haben. In den letzten Tagen habe ich es nicht geschafft, mich in Balance zu bringen, obwohl ich eigentlich weiß, wie es geht, und die vielen psychologischen Tricks in absoluter Perfektion beherrsche. Alles war außer Kontrolle. Ich wollte die ganze Welt erwürgen und ein gepfeffertes »Ihr könnt mich alle mal!« schreien können. Meine Seele rebellierte und verlangte nach »Stoff« in Form von Kohlenhydraten und Zucker. Also stürmte ich hastig in den Supermarkt, machte den Einkaufswagen mit den ungesündesten Lebensmitteln voll, die man im Laden finden kann, und stapfte nach Hause. Ich aß das ganze Zeug wie ein programmierter Roboter, obwohl ich sehr bald schon total satt war. Dabei landete alles kreuz und quer, von herzhaft bis süß, immer im Wechsel und ohne Stopp in meinem Magen. Immer rein in meinen Mund. Zunächst meldete sich das schlechte Gewissen noch nicht, denn ich dachte, dass ich das brauche und verdiene. Schließlich sind alle anderen an meiner Lebensmisere schuld und nicht ich. Aber jetzt kann ich ehrlich sein: Zweifellos war das rein emotionales Essen. Und nun hatte ich den Salat –

den, den ich hätte lieber verspeisen sollen –, ein völlig miserables Wohlbefinden, von Kopf bis Fuß.

Mein Bauch sah aus wie ein krumm aufgeblasener weißer Luftballon, mein Magen meldete sich grummelnd zu Wort, mein Stuhlgang hatte auch noch nicht so richtig Lust, sich blicken zu lassen, und mein Kopf war furchtbar launisch. Die Lebensmittel, die sich in meinem Körper breitgemacht hatten, haben den Schlechte-Laune-Turbobooster eingeschaltet. Das, was mich die ganze Woche belastet hatte, belastete mich am nächsten Tag noch mal doppelt und dreifach, genauer gesagt: Mir ging es psychisch noch beschissener! Zudem besuchten mich nervige Schuldgefühle: »Ich habe gesündigt. Ich war unachtsam. Ich war einfach nur dumm.« Kennst du solche Phasen?

Es gibt auch Menschen, die in solchen Stresssituationen gar nichts essen können. Doch das Endergebnis ist das Gleiche: Du fühlst dich einfach hundsmiserabel, weil dir gute Nährstoffe fehlen. Es wird nicht besser, wenn du weiterhin nichts isst oder alles isst. Du befindest dich in einem klassischen Teufelskreis, der noch nicht mal einen schmalen Notausgang besitzt.

Mittlerweile gibt es viele Forschungen und Studien darüber, warum die Ernährung einen enormen Einfluss auf unser seelisches Wohlbefinden hat. Diese ganzen chemischen Prozesse und medizinischen Fachbegriffe muss man sich gar nicht merken. Aber ein paar spannende Geschichten dazu will ich dir dennoch in diesem Buch erzählen, eine direkt vorab. Vielleicht haut dich diese genauso aus den Socken wie mich:

In einer kalifornischen Klinik stellte man schon vor etlichen Jahren fest, dass eine Psychotherapie und der geistige Beistand bei Patienten, die sich schlecht und unregelmäßig ernährten, ziemlich erfolglos waren. Also machte man diesen Patienten ein Angebot: eine Ernährungsumstellung. Jeder konnte frei entscheiden, ob er bei dem Experiment mitmachen wollte oder nicht. Die Ernährungsumstellung beinhaltete folgendes: Statt Fast Food, zuckerhaltigen Lebensmitteln, modifizierter Stärke (wie zum Beispiel Weizen) und koffeinhaltiger Getränke gab es dreimal am Tag Eiweiß, frisches Gemüse und Vollwertkost. Das Ergebnis: Die Beteiligten fühlten sich nach nur kurzer Zeit seelisch und körperlich besser und machten erhebliche Fortschritte in ihrer Therapie. Sie hatten zudem viel weniger Ängste und Rückfälle. Diejenigen, die bei ihrem Essverhalten geblieben sind, kamen nicht weiter – trotz guter Psychotherapie, Auszeiten sowie Sport und Bewegung.[1] Sie blieben also in ihrem Seelentief stecken. Schon spannend, oder?

Eigentlich wissen wir doch alle, dass eine gute Ernährung für unser Leben wichtig ist. Wir bekommen dies tagtäglich aufs Butterbrot geschmiert, sei es durch Magazine, Blogbeiträge, den Hausarzt, Dokumentationen oder einen zeigefingerhebenden »Gesundheitsapostel«, den irgendwie jeder im Freundes- oder Familienkreis hat. Die Frage ist nur: Wie kann man die Theorie in die Praxis umsetzen? Wie schafft man es, ein emotionales Essverhalten einigermaßen in den Griff zu bekommen? Wie gelingt es, trotz Antriebslosigkeit, Überforderung, Selbstzweifel und Null-Bock-Gefühl, gute Lebensmittel in sich hineinzubefördern? Und welches Essen ist denn überhaupt ideal für die menschliche Psyche?

Das Ausmaß deiner Krise kenne ich nicht. Vielleicht hast du ein leichtes Seelentief, vielleicht Liebeskummer oder finanzielle Sorgen, vielleicht bist du gerade sehr erschöpft oder ausgelaugt, weil du dich die letzten Monate und Jahre echt angestrengt hast. Vielleicht weißt du gerade einfach nicht mehr weiter, hast Zweifel und Ängste. Vielleicht bist du sogar schon so weit, dass du dich in ärztliche Hände begeben hast. An dieser Stelle möchte ich dir schon mal etwas sehr Wichtiges sagen: Du bist nicht alleine.

Ich bin weder Psychologin, noch Ärztin oder Ernährungswissenschaftlerin. Ich bin nur jemand, der für lange Zeit mit der Diagnose Depression gelebt hat und gerne Eigenforschung betreibt. Vielleicht ist das so eine Art »Berufskrankheit«, weil ich in den letzten Jahren auch als Journalistin und Redakteurin gearbeitet habe. Ich weiß es nicht. Aber es liegen zahlreiche Rückfälle hinter mir, und ich möchte ehrlich sein: sicherlich auch vor mir. Denn Leben ist Achterbahnfahren und Leben ist nicht perfekt. Ich bin nicht perfekt, du bist nicht perfekt, und das ist absolut in Ordnung so. Wir können nur versuchen, uns besser zu fühlen, indem wir neugierig sind, ausprobieren, lernen und Selbstreflexion betreiben. Auch wenn es manchmal nicht so einfach ist, und dabei enorm viel Kraft flöten geht.

Seit Jahren beschäftige ich mich mit meiner Ernährung und meinem Essverhalten, beobachte mich, analysiere und denke mir Tricks aus, wie ich mich selbst überlisten kann. Zudem bilde ich mir ein, eine einigermaßen gute Köchin zu sein. Ich liebe es, mit Töpfen und Pfannen zu jonglieren und Rezepte auszutüfteln. Immer mit der Absicht, dass ich mich nicht selbst überfordere und nur dann, wenn ich Energie und Lust dazu habe. Ein Grund mehr, warum ich dieses Buch geschrieben habe. Aber bitte erwarte keinen typischen Ratgeber. Das Letzte, was wir während seelischer Krisen gebrauchen können, sind neunmalkluge Ratschläge. Denn oft sind sie in den Momenten mehr Schläge als Rat. Der Effekt wäre also kontraproduktiv. Ich möchte dich weder belehren noch coachen. Ich möchte dich nicht mit unzähligen Fakten und Fachausdrücken überfordern oder dich unter Druck setzen. Ich möchte dir nur eine gute Freundin sein, die mitfühlt und mit dir gemeinsam alles versucht, damit du dein eigener Ernährungsmanager wirst.

Du siehst aber schon jetzt, dass ich nicht der personifizierte

Heilige Gral bin. Scheitern gehört zu meinem Leben dazu, obwohl ich die Tricks kenne. Vielleicht hätte ich klugerweise schreiben sollen, dass ich alles zu hundert Prozent und stets im Griff habe, damit sich dieses Buch besser verkauft. Es wäre aber schlicht und ergreifend gelogen. Der Unterschied zwischen heute und meiner absolut tiefsten Depressionsphase im Jahre 2012 liegt darin, dass mir mittlerweile viel weniger Rückschläge passieren. Und genau das ist der Punkt, auf den ich hinausmöchte:

Du wirst wahrscheinlich nicht von heute auf morgen alles so umsetzen können, was ich dir hier erzähle (falls doch, dann: Respekt!). Aber du wirst in diesem Buch etwas für dich finden, das dir hilft. Du wirst entdecken, riechen, schmecken und Schritt für Schritt nach vorne gehen. Du wirst dich neu kennenlernen und darüber erstaunt sein, was du alles schaffst. Und du wirst die Ernährung als deinen neuen, treuen Komplizen betrachten, der dich – nicht immer, aber ziemlich oft – verdammt gut unterstützen kann. Um ein paar Fachbegriffe und Studien komme ich nicht drumherum, damit das Thema Ernährung gegen Seelenkrisen begreiflicher wird. Aber ich werde versuchen, dir alles so übersichtlich und einfach wie möglich zu erklären …

… damit du dich bald wieder besser fühlst.

Auf meinem Blog findest du übrigens weitere Informationen und Beiträge rund um das Thema Ernährung für die Psyche sowie Rezepte und nützliche Vorlagen für dich zum Download: www.kopftopf.blog

»Meine Ernährung ist ohne Zweifel eine der wichtigsten Bausteine, damit ich psychisch stabil bleibe.«

Meine Seelenblues-Geschichte

Vor vielen Jahren war ich eine erfolgreiche Karrierefrau mit einem großen Freundeskreis, einem gut bezahlten Job und einem Alles-ist-spitze-Lifestyle. Immer auf Zack, immer stark, immer beliebt und immer ehrgeizig. Diese Lebensspur hat sich oberflächlich gut angefühlt, aber innerlich brodelte es gewaltig. Als ich dann 2008 die Diagnose mittelschwere, rezidivierende Depression erhielt, brach eine Welt für mich zusammen. Ich dachte ja, eine Powerfrau zu sein, und empfand es zunächst als beschämend. Mein Leben glitt mir regelrecht aus den Händen, und ich konnte mir nur noch dabei zusehen, wie ich immer kleiner und trauriger wurde. Das passierte natürlich nicht von heute auf morgen, sondern scheibchenweise und über Monate hinweg. Ich konnte nicht mehr so arbeiten, wie man es von mir verlangte. Ich konnte mich nicht mehr richtig spüren. Ich hatte enorme Magenprobleme, plötzlich aufkommende Heulkrämpfe und extreme Schlafstörungen. Meine Lust auf Menschen entschwand, Begegnungen wurden mir zu viel. Meine Wohnung wurde zu meiner Höhle, der Alkohol zu meinem Helfer – um all den seelischen Schmerz irgendwie ertragen zu können. Hinzu kam eine geballte Ladung Ängste, Selbstzweifel und schleichend dazukommende Suizidgedanken.

Vier Jahre lang verkroch ich mich innerlich, ohne auch nur nach einer einzigen helfenden Hand zu greifen. Die Therapie, die man mir wärmstens empfiehl, lehnte ich ab. Ich schaffe das schon allein, dachte ich. Schließlich war ich ja immer die Powerfrau, und schließlich musste es ja weitergehen. So habe ich es beigebracht bekommen. Schwachsein war in meinem Umfeld schon immer verpönt, also spielte ich nach außen hin weiter diese starke Rolle. Ich nahm einen Job als Animateurin auf einem Kreuzfahrtschiff an und funktionierte mit Ach und Krach als personifizierter Sonnenschein – bis ich am 14. Februar 2012 einen Suizidversuch unternahm.

Meine Suche beginnt

Wie du siehst, wurde ich gerettet. Es begann eine Tortur aus Hoffnung und Scheitern, Hochs und Tiefs, Verzweiflung und Erfolgen sowie aus Suchen und Finden nach mir selbst. Ich begab mich in stationäre und ambulante Therapie, wechselte die Psychotherapeuten so lange, bis ich den passenden für mich fand, fing an, über meine Emotionen zu schreiben, und krempelte mein Leben komplett um. Ich orientierte mich beruflich neu, legte mir einen Hund zu, machte viel Sport, sortierte meinen Freundeskreis aus, trennte mich von materiellen Dingen und fand heraus, was mir guttut und was nicht. Aber eine Sache änderte ich nicht: meine Ernährung.

Darüber erzählte mir niemand etwas oder klärte mich auf. In der Klinik gab es keine Ernährungskurse oder Ähnliches. Auch meine Therapeuten sprachen selten davon bzw. fragten gar nicht nach, was ich denn so den ganzen Tag zu mir nehme, ebenso wenig mein Hausarzt. Dieses Thema fand also keine große Beachtung, ergo kümmerte ich mich auch nicht darum. Eigentlich schade, denn vielleicht hätte ich mir die immer wiederkehrende und quälende Phönix-aus-der-Asche-Tortur ersparen können. Heute bin ich mehr denn je der Meinung, dass die Ernährungstherapie – besonders in Psychiatrien und psychosomatischen Kliniken – unbedingt einen hohen Stellenwert finden muss. Zum Glück gibt es mittlerweile solche Einrichtungen, die dieses Thema als ihr Steckenpferd betrachten und beachtliche Erfolge bei ihren Patienten erzielen.

Ich stopfte also weiterhin irgendwelche Lebensmittel in mich hinein, ohne darüber nachzudenken, was ich zu mir nehme. Ich aß emotional, nicht achtsam. Zwar verweigerte ich schon damals Fleisch, weil ich aus moralischen Gründen den Kühen und Schweinen nicht ihr Leben nehmen wollte (Fisch aß ich weiterhin). Als Halb-Vegetarierin kann man sich aber trotzdem verdammt mies ernähren, was ich auch tat. Junk Food, Fast Food, Brötchen hier, Kekse da und regelmäßig Karamell-Macchiato bei einem US-Kaffeekonzern. Der Pizzabote wurde zu meinem Lieblingsmenschen. Wenn er sich mit einem »Schönen Abend euch!« an der Tür verabschiedete, hatte er nicht den leisesten Verdacht. Manchmal schrie ich in seinem Beisein ein gepfeffertes »Leute, die Pizza ist daaaa!« Richtung Flur, damit es nicht auffiel, wie allein ich gerade bin. Und auch, damit der Bote gar nicht erst darüber nachdachte, warum eine einzige Person für 53,49 Euro Essen bestellt. Fünf Minuten später fühlte ich mich wie der einsamste und erbärmlichste Mensch auf der ganzen Welt.

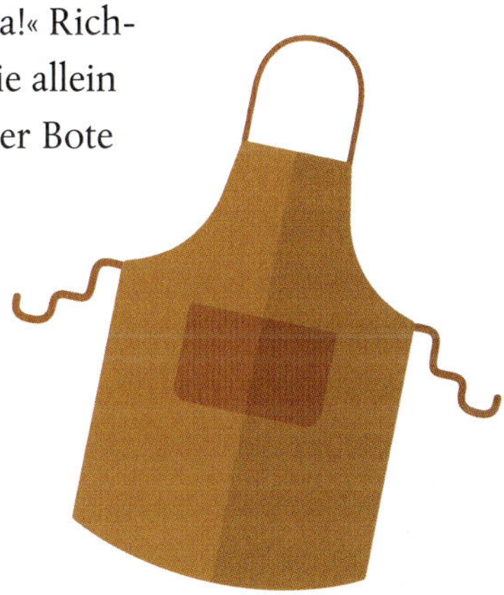

Die Puzzleteile fügen sich zusammen

Ich erinnere mich an eine Situation in einem Einkaufscenter. Zusammen mit Freunden hatte ich dort einen Infostand aufgebaut. Wir machten Werbung für mein damaliges gemeinnütziges Projekt *Radio sonnengrau* – ein Radiosender, der über seelische Erkrankungen aufklärt. Eine ältere Dame kam auf mich zu und riet mir: »Essen Sie Vollwertkost, dann haben Sie keine Depression mehr!« Dann verschwand sie, kam nach fünf Minuten wieder und drückte mir ein Buch in die Hand. Das habe sie selbst geschrieben, sagte sie und ging. Innerlich brodelte ich, denn ich empfand es als eine bodenlose Unverschämtheit. Ich sollte also zur Vollwertköstlerin werden, damit es mir wieder prima ging?! Bullshit! Vor allem Vollwertkost – bäh! Ein paar Tage später warf ich dennoch einen Blick in dieses Buch und schlug es nach einer Minute wieder zu. Es regte weder meinen Appetit an, noch förderte es meine Lust auf gesunde Ernährung. Gegen eine Vollwertkost ist ja – im Nachhinein – gar nichts einzuwenden, aber die Rezepte enthielten nur rohes Gemüse und Körner. Bei aller Liebe, aber nein! Das ist nichts für mich! Diese Strategie mag der Dame vielleicht geholfen haben, doch bin ich der Meinung, dass es gerade bei einer Depression und einem Erschöpfungssyndrom verschiedene Puzzleteile braucht, damit man wieder auf die Spur kommt. Wichtig ist auch, dass nicht jedes Puzzleteil zu jedem passt, wie zum Beispiel Rohkost und Körner. Vielmehr sollte man doch Freude haben, statt sich selbst zu kasteien.

Mit den Jahren und mithilfe einer guten ambulanten Verhaltenstherapie entwickelte ich mich zur Eigenforscherin und versuchte, meine Puzzleteile zusammenzukratzen, die mir für mein Überleben nützlich sein können. Eines Abends schaltete ich wieder mal den Fernseher ein. Ein Topmodel saß bei Markus Lanz in der Talkshow. Sie hatte eine schwere Erkrankung erfolgreich besiegt und sagte u. a. folgenden Satz: »Mit Ernährung kann man vieles heilen.« Dieser Satz ist zwar auch sehr radikal und schwammig zugleich, aber sie sagte ihn mit einer solch unfassbaren Überzeugung, Stärke und Eleganz, dass ich auf der Stelle platt war. Sie hatte mich innerhalb von Sekunden auf ihre Seite gezogen. Anders als die forsche Rohkost-Dame im Einkaufszentrum. Auch wenn ihre Krankheit nicht die meine war, wusste ich sofort, dass ich es auch für mich herausfinden wollte: Kann ich mich mit Ernährung »heilen«? Sollte ich meine Ernährung mit ins Boot holen? Sollte ich ihr mehr Aufmerksamkeit schenken? Sollte ich beobachten, was ich eigentlich esse? Und sollte ich auch in diesem Bereich herausfinden, was mir guttut?

Wie mir Ernährung hilft

Jetzt war ich neugierig geworden und studierte Bücher. Ich las jeden Artikel und jede Studie über Ernährung und betrachtete Lebensmittel von einer ganz anderen Seite. Ich interviewte Ernährungswissenschaftler und experimentierte an mir herum. Ich schrieb auf, was ich zu mir nahm, beobachtete, wie es mir dabei ging, und versuchte, all diese vielen Erkenntnisse in meinen Alltag zu integrieren. Bis heute gelingt es mir ganz gut. Meine Ernährung ist ohne Zweifel eine der wichtigsten Bausteine, damit ich psychisch stabil bleibe – und zwar so stabil, dass ich nicht noch einmal in die Klinik muss. Natürlich habe ich Rückfälle, wie du anfangs gelesen hast, aber ich will mich nicht dafür bestrafen. Ich bin kein Messias und auch keine Wonderwoman. Ich bin einfach Tanja und möchte mein Wissen gerne mit dir teilen, um dir zu helfen. Das ist meine Motivation.

Die Idee für dieses Buch brodelte schon lange in mir. Natürlich gibt es mittlerweile jede Menge Lektüre über das Thema Ernährung als Heilmittel. Ehrlich gesagt haben mich diese vielen wissenschaftlichen Erklärungen zwar interessiert, aber sie waren oft zu kompliziert, und das hat mich sehr angestrengt. Gerade als »Depressionistin« brauche ich Struktur und Einfachheit. Welche Lebensmittel also welche Nährstoffe in sich tragen, welche Hormone wo ausgestoßen werden, wenn ich dies oder das esse, oder warum meine Verdauung eine wichtige Rolle dabei spielt, möchte ich schon gerne wissen, aber bitte einfach erklärt. Ich kann mir doch nicht alles merken. Du auch nicht? Siehst du.

Ich wollte ein Buch schreiben, das wie für dich gemacht ist. Du sollst dich nicht überfordert fühlen. Darum versuche ich, in den folgenden Kapiteln alles so einfach wie möglich zu halten. Denn wenn du das Warum greifen kannst, kommt automatisch die Lust auf das Wie. Anschließend wirst du die ersten Versuche starten und bemerken, dass sich dein seelischer Zustand positiv verändert. Schritt für Schritt.

Ein kleiner Service im Buch sind die von mir ausgetüftelten Rezepte, die ich zu Hause selbst immer wieder zubereite. Die Essensideen sollen dich dabei unterstützen, wieder Lust auf das Kochen und Genießen zu bekommen.

Bist du bereit? Ich freu mich.

Im nächsten Kapitel erkläre ich dir erst einmal, warum du unbedingt den Mund aufmachen solltest.

DER WICHTIGSTE MENSCH IN MEINEM LEBEN BIN ICH

»Iss Gutes auf, statt alles in dich reinzufressen.«

Nahrung – Iss gut für dich

Dein Körper ist ein einziges Wunderwerk – eine Zusammensetzung aus Milliarden von Zellen, die ununterbrochen für dich ackern. Sie wachsen, sie sterben ab, sie bilden sich neu, sie reparieren, sie kämpfen gegen böse Feinde, sie kommunizieren miteinander, sie lassen dich fühlen, riechen, schmecken – sie tun alles, um dich am Leben zu erhalten. Sie sind wie beste Freunde. Um aber diese Nonstop-Leistung überhaupt stemmen zu können, brauchen deine Zellen Sauerstoff, eine flüssige Umgebung und vor allem: Energie! Ein Auto ohne Benzin würde auch nicht vorwärtskommen. Ok. Vielleicht mit Ökostrom oder Gas, aber das ist auch nichts anderes als pure Energie.

Die vielen kleinen Helferlein in deinem Körper bekommen Energie über deine Nahrung. Ohne Nährstoffe können deine Zellen also gar nicht existieren. Du könntest demzufolge weder laufen, denken, deinen Hobbys nachgehen, arbeiten, Freunde treffen, Bier trinken, knutschen, atmen – du könntest gar nichts, du wärst quasi tot. Also essen Menschen im Idealfall Kohlenhydrate, Proteine, Vitamine, Mineral- und Ballaststoffe sowie Fette, damit alle Körperzellen gut versorgt sind und der ganze Apparat überhaupt funktionieren kann, vor allem das Gehirn, der Darm und die Gefühlswelt.

Du isst, was du fühlst

Hä? Wieso Gefühlswelt? Ich erkläre es dir. Aber zunächst eine Anekdote:

Ich hatte 2018 die herausfordernde Idee, den Jakobsweg zu gehen. Eine Auszeit musste her, weil mein Leben wieder zu anstrengend geworden war. Also dann: ab nach Spanien und immer der gelben Muschel hinterher. Im Durchschnitt absolvierte ich 25 Kilometer pro Tag, kam nach acht Stunden erschöpft im Hostel an und versorgte die vielen Blasen an meinen Füßen. Ein schlauer Pilger bereitet sich gut auf seine Etappen vor, schaut vorab, ob es auf der Strecke genug Möglichkeiten gibt, um Proviant zu besorgen, und teilt sich seine Verpflegung exakt ein. Ich hatte das Prozedere eigentlich auch ziemlich gut drauf, außer an einem Tag. Voller Euphorie wanderte ich morgens um sieben drauflos, ohne mir vorab Informationen über die bevorstehende Strecke einzuholen. Ein paar Flaschen Wasser waren in meinem Rucksack und eine saftige Orange – mehr nicht. Ich war fest davon überzeugt, dass ich mein spätes Frühstück und Mittagessen in irgendeiner Gaststätte zu mir nehmen würde, die es auf dem Jakobsweg normalerweise zuhauf gibt. Aber nicht auf dieser Etappe. Die ganzen 18 Kilometer lang gab es weit und breit keine Verpflegungsstation. Eine stumpfe Wanderung nur geradeaus. Rundherum nichts als Wiesen und Felder. Kein rettender Imbisswagen in Sicht, keine gute Fee mit Fresskorb, kein Jakob, der mir helfen konnte. Ich befand mich – laut Pilgerführer – auf der härtesten Strecke des gesamten Jakobsweges. Ach du liebe Zeit!

Was dann passierte, war ganz klar: Ich hatte keine Energie mehr, ich hatte keine Lust mehr und ich hatte furchtbar schlechte Laune. Ich wollte auf der Stelle nach Hause.

Im Killermodus oder auf Schmusekurs?

Gehörst du auch zu denjenigen, die sich in ein unberechenbares Monster verwandeln, sobald der Hunger kommt und es weit und breit nichts zum Essen gibt? »Du bist nicht du, wenn du hungrig bist« – vielleicht erinnerst du dich an die berühmte Schokoriegel-Werbung. Du wirst unerträglich, giftig, ungeduldig, zickst die allerliebsten Menschen um dich herum an. Du bist im absoluten Killermodus – Hauptsache, es gibt bald Futter! Wenn der kleine (oder große) Hunger kommt, verändern sich unsere Emotionen im Nu, und wir werden frühestens dann wieder zu erträglichen Zeitgenossen, wenn die ersten Bissen in unserer Futterluke gelandet sind. Aaaaah, wie entspannt dann auf einmal alles sein kann!

In einer irrwitzigen Studie der Ohio State University in Columbus[2] führten Wissenschaftler ein 21-tägiges Experiment mit 107 Paaren durch. Jeder einzelne Teilnehmer erhielt eine Voodoo-Puppe, die den Ehepartner darstellte, dazu 51 Nadeln. Durch psychologische Fragebögen ermittelten die Wissenschaftler die Zufriedenheit in der Beziehung. Während des Experiments konnten die Probanden jeden Abend die Nadeln in die Puppen bohren, wenn sie auf ihren Partner wütend waren. Zur Ermittlung des Hungerzustands erfolgte zudem eine Messung des Blutzuckerspiegels vor dem Frühstück sowie vor dem Schlafengehen. Das Ergebnis: Je weiter der Blutzuckerspiegel in den Abendstunden abfiel, desto mehr Nadeln wurden in die Voodoo-Puppe des Partners gerammt. Das heißt: Je hungriger die Testpersonen waren, umso wütender wurden sie. Aua! Zusammengefasst kann man also sagen, dass die Selbstkontrolle des Menschen bei einem niedrigen Blutzuckerspiegel absinkt. Wut und Aggression steigen an. Höchste Zeit also, dem Körper Nahrung zuzufügen, um den Blutzuckerspiegel wieder in Balance zu bringen.

Ein anderes, spannendes Experiment des britischen Forschers Bernard Gesch[3] unterstreicht diese These: Er besuchte Häftlinge in niederländischen und britischen Gefängnissen, die nicht gerade zimperlich waren. Unter ihnen gab es Mörder, Gewaltbereite sowie aggressive Schläger. Gesch wollte unbedingt testen, ob diese Häftlinge friedlicher würden, wenn sie sich besser ernährten. Denn zuvor stellte man in anderen Studien fest, dass das Gefängnisessen äußerst einseitig durch Weißbrot, Frittiertes und Süßigkeiten geprägt war. Also schnappte sich Gesch ein paar Insassen und gab ihnen vier Monate lang zu ihrem bestehenden Essen Vitamine, Mineralstoffe und Fettsäuren in Form von Tabletten. Das Ergebnis: Die Gefangenen, die diese Präparate zu sich nahmen, waren bis zu 70 Prozent seltener in Streitereien und körperliche Auseinandersetzungen mit Mitinsassen verwickelt als Gefangene mit Standardverpflegung.

Der Brainfuck-Teufelskreis

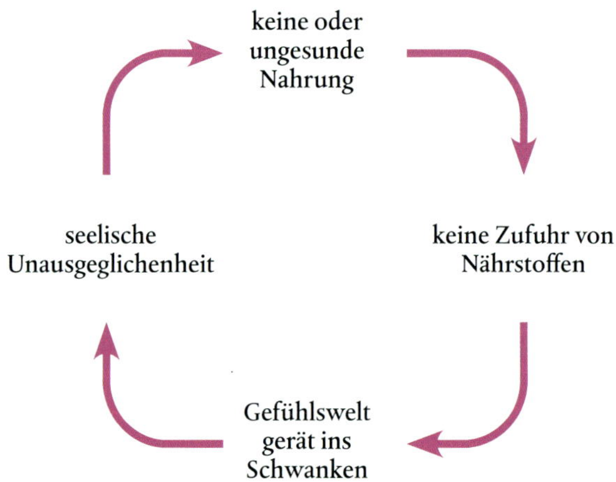

Diese Experimente zeigen, dass Nahrung nicht nur Organe und Muskeln versorgen, sondern vor allem das Gemüt steuern kann. Isst du nichts oder nimmst du ungenügend Nährstoffe zu dir, könnte es also sehr gut sein, dass du deine Wut sogar an Voodoo-Puppen auslässt – oder zur Diva wirst. Es ist also einerseits ausschlaggebend, wie oft du isst, und andererseits, was du isst. Keine Sorge, du musst dich jetzt nicht mit teuren Vitamintabletten eindecken, um relaxed zu bleiben. Alle wichtigen Nährstoffe finden sich in vielen Lebensmitteln, die in unseren Supermärkten zur Verfügung stehen. Welche ziemlich großartig und welche eher kontraproduktiv für deine Emotionen sind, das erzähle ich dir später.

Wenn der Alltag ein Kraftakt ist

»Ja, aber kann man die anderen doofen Gefühle auch wegessen?« Ich könnte mir vorstellen, dass du dich das gerade fragst. Natürlich sind wir nicht nur wütend oder aggressiv, sondern erheblich mehr. Eigentlich ist das ja auch erst mal richtig klasse, dass wir in der Lage sind, so viele verschiedene Facetten zu fühlen. Wir brauchen unsere Emotionen, um Entscheidungen treffen zu können, um uns zu orientieren, um zu kommunizieren, um zu bewerten, um uns zu schützen und um aus Erfahrungen zu lernen. Emotionen sind außerdem sichtbar. Je nachdem, was wir fühlen, lachen, weinen, schreien wir. Die Gesichtsmuskeln können in jede erdenkliche Richtung gezogen werden, der Rücken ist gerade oder geknickt. Wenn es uns gut geht, stehen wir da wie eine Eins. Wenn es uns mies geht, lassen wir uns hängen wie ein nasser, ausgelutschter Luftballon. Gedanken, Emotionen und Körper sind also untrennbar miteinander verbunden – und das ist zunächst fantastisch!

Wenn du gerade dieses Buch in deinen Händen hältst, wirst du sehr wahrscheinlich derzeit nicht die allerglücklichste Person sein. Womöglich fühlst du Erschöpfung, Angst, Sinnlosigkeit, Traurigkeit, Stress, Hoffnungslosigkeit und Leere. Vielleicht kannst du nicht gut schlafen, kannst nicht klar denken, kannst dir nichts merken, bist unkonzentriert oder fühlst dich nicht geliebt. Vielleicht hast du gerade ein riesengroßes Problem (oder mehrere), findest keinen Ausweg, alle um dich herum strengen dich an, und du möchtest am liebsten abhauen. Vielleicht ist dein Alltag gerade ein einziger Kraftakt, gesunde Nahrungsaufnahme und Bewegung sind absolut nicht drin, Spaß und Freude für deine Hobbys empfindest du nicht mehr, und die Menschen in deiner Nähe sind eine Belastung, weil du sie nicht belasten möchtest. Ergo: Deine Lebensfreude geht gerade flöten, und du sehnst dich nach einem Lichtblick.

Oh, wie gut ich dich verstehen kann. Ich hatte jahrelang das Potpourri dieser Gefühle und Symptome, und sie wollten einfach nicht verschwinden. Zahlreiche Versuche, dagegen anzugehen, scheiterten, bis ich herausfand, dass es mehrere Puzzleteile braucht, damit ich mich wieder gut fühle, u. a. meine Ernährung.

Vielleicht kennst du die Quelle des Übels deines momentanen Zustands bereits. Das kann von Einfach-mal-schlecht-drauf-sein-weil-der-Nachbar-mich-geärgert-hat über beruflichen und privaten Stress bis hin zu schwersten traumatischen Erlebnissen gehen. Es gibt zahlreiche Gründe dafür, warum ein Mensch aus seinem seelischen Gleichgewicht gerät. Bei mir waren es das Großwerden mit Leistungsdruck, das Einschlagen von Wegen, die ich eigentlich gar nicht gehen wollte, Arbeiten bis zum Umfallen und ein mobbender Chef. Außerdem habe ich meinen Körper wirklich malträtiert: Alkohol (super zum Loswerden von Frust, irgendwo musste er ja hin), Zigaretten (entspannte mich, weil mich sonst nichts entspannte), Fast Food, Fertiggerichte und Zuckerkram (keine Zeit zum Kochen, ich musste ja arbeiten), kaum Sport (wann auch, ich musste ja arbeiten), kein Urlaub, keine Auszeiten, kein Wochenende, keine Freizeit (wie auch – ich musste ja arbeiten!) und das Missachten meiner eigenen Gefühle (scheiß auf Selbstliebe!). Funktionieren! Immer schön mitschwimmen, nicht ausreißen, nicht jammern, Mein-Leben-ist-toll-Modus anschalten – und wehe, ich zeige auch nur einem einzigen Menschen, dass ich schwach bin! Vielleicht verstehst du, was ich meine.

Aber kommen wir zu dir: Warum bist du eigentlich gerade so drauf? Wie ist es dazu gekommen? Wo liegen die Ursachen? Und wie kann dich gutes Essen unterstützen?

Selbsttest: Mein Ist-Zustand

Oftmals erreichen wir einen ersten, befreienden Moment, wenn wir unsere Sorgen einfach mal aufschreiben und uns bewusst werden, wie wir gerade damit umgehen. Du darfst auch was zeichnen. Wenn du magst, leg los:

Ich bin gerade nicht so gut drauf, weil ______________________

____

____

Momentan ernähre ich mich von ______________________

____

____

Der Darm – Deine Gute-Laune-Zentrale

Spätestens seit dem Bestseller »Darm mit Charme« von Giulia Enders wissen wir, welche Super-Hero-Eigenschaften dieses bis zu acht Meter lange Ding hat, das jeder in sich trägt. Kein Wunder. Der Darm ist unser größtes Sinnesorgan – sozusagen der Goldmedaillengewinner unter den Sinnes-Olympioniken. Augen, Ohren, Nase und Haut müssen sich mit den hinteren Plätzen zufriedengeben (obwohl diese Organe auch nicht ganz so unwichtig sind). Es gäbe so verdammt viel und Spannendes über den Darm zu erzählen, dass ich kaum aufhören kann, wie eine Liebestolle zu schwärmen. Da ich dir das nicht antun möchte, fasse ich hier nur das zusammen, was für dich interessant sein könnte.

HEUTE IST EIN SONNENTAG!

Ohne Bakterien geht gar nichts

Aber zunächst eine kurze Geschichte: Es war einmal ein junger Mann namens Tom. Er lebte in England und war 23 Jahre alt, als ihn sein Vater um einen Gefallen bat. Die Aufgabe lautete: Ernähre dich zehn Tage lang von McDonald's. Burger, Pommes, Cola, Chicken Nuggets – alles, was das Fast-Food-Herz begehrt. Natürlich stimmte Tom sofort zu und nahm das Angebot seines Vaters an. Wer würde sich so was schon entgehen lassen? Zumal er keinen Cent dafür ausgeben musste. Alles geschah auf Kosten der Wissenschaft. Darüber hinaus hatte Tom auch gleich ein Thema für seine Abschlussarbeit in Genetik, in der er herausfinden wollte, warum McDonald's einen Menschen umbringen könnte. Sein Vater ist Professor Tim Spector, ein renommierter Forscher für genetische Epidemiologie in London.

Bevor Tom reinhauen durfte, wurde die Anzahl seiner Darmbakterien gemessen. Nach zehn Tagen Fast-Food-Schlemmerei waren nicht mehr alle da. Das Fast Food hatte Tom ein Drittel seiner Darmbakterien regelrecht »weggefressen«.[4]

»Das ist doch super!«, würdest du vielleicht erst mal denken, denn »Bakterien« klingt zunächst eher unangenehm. McDonald's wäre also in dem Fall dein Freund und Helfer. Aber das ist nicht so, denn die Bakterien solltest du als deine Unterstützer ansehen. Rechnen wir alle zusammen, schwimmen in deinem Bauch mehrere Billionen Bakterien herum, die dein Immunsystem am Laufen halten. Hättest du keine Bakterien im Darm, könntest du gar nicht leben. Darum brauchen deine kleinen Helferlein ganz viel Beachtung und Liebe. Hast du zu wenige, einseitige oder viele schlechte Bakterien in deiner Darmflora, tauchen plötzlich verschiedene Krankheiten auf, die du garantiert nicht haben willst. Angefangen bei klassischen Magen-Darm-Erkrankungen über Schlaganfall bis hin zu Parkinson.[5]

Die Darm-Hirn-Connection

Und nun komme ich zur eingangs gestellten Frage: Was hat das jetzt mit deinen Gefühlen zu tun? Menschen mit psychischer Instabilität leiden oftmals auch unter Darmproblemen, und Menschen mit Darmproblemen entwickeln oftmals eine psychische Instabilität.[6] Das ist kein Zufall. Oder würdest du etwa sagen, dass dein Magen-Darm-Trakt gerade hundertprozentig in Ordnung ist? Ich könnte mir vorstellen, dass du jetzt deinen Kopf schüttelst. Ob Durchfall, Verstopfung, Blähungen, Magenschmerzen oder lautes Gluckern im Bauch – irgendwas ist da unten nicht ganz koscher, stimmt's?

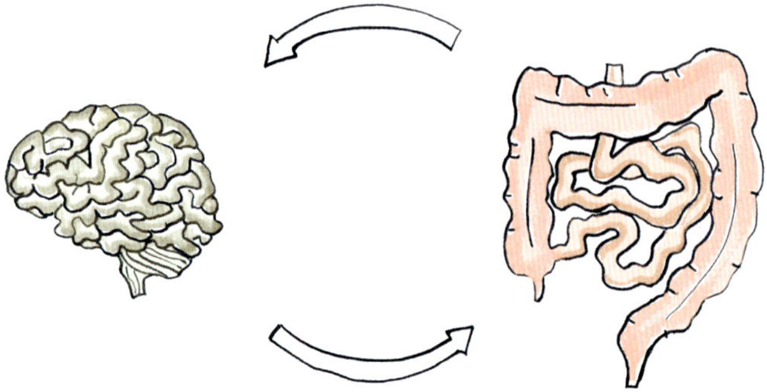

Hier ein kleiner Exkurs in deine Innenwelt: Stell dir vor, dass dein Gehirn und dein Darm wie eineiige Zwillinge sind. Sie haben sich furchtbar lieb, tauschen sich darüber aus, was im Körper gerade so los ist, und unterstützen sich gegenseitig, wenn es mal ein Problem gibt. Ok. Sie sind zwar voneinander getrennt – der eine wohnt im Dachboden, der andere im Untergeschoss –, aber sie telefonieren quasi ständig miteinander, und zwar über den sogenannten »Vagusnerv«. Sie schicken sich Botschaften hin und her. Wenn du zum Beispiel Hunger hast, gibt das Gehirn die Information »Ich habe Hunger!« an den Darm weiter. Wenn du anschließend Nahrung zu dir nimmst, gibt der Darm dem Gehirn eine sofortige Rückmeldung, ob es gut ist, was du isst. Der Darm schickt dem Gehirn ein Stoppzeichen nach oben, wenn du dich gesättigt fühlst. Er ist aber auch derjenige, der als Erster deine Stimmung wahrnimmt. Egal, ob du entspannt, gestresst, glücklich oder traurig bist – all diese Informationen über deine Emotionen erkennt der Darm und sendet sie nach oben ans Gehirn, damit es Bescheid weiß.

Dein Darm bildet ganz viele Hormone und Botenstoffe, zum Beispiel das Serotonin, auch »Glückshormon« genannt, das für dein emotionales Empfinden verantwortlich ist. Hast du zu wenig Serotonin im Körper, kann sich dies negativ auf deine Psyche auswirken, sprich: Ängste, Müdigkeit, Depression, Aggression, Stimmungstiefs – das ganze Programm. So, und jetzt kommt's: 95 Prozent des Serotonins werden im Darm produziert, nicht im Gehirn! Die Bauchabteilung kann also deine Gefühle steuern. Im Klartext: Der Darm ist dein Kapitän!

Kapitäne benötigen ein solides Schiff, damit sie zur See fahren können. Die Darmflora, auch »Mikrobiom« genannt, ist in dem Fall das Schiff. Ist es marode, schwimmt es schlecht. Ist also die Darmflora nicht in Schuss, kann das viele Probleme verursachen.

Was der Kapitän auch nicht so gerne mag, sind Unwetter. Stress, Probleme, Anspannung, alles, was uns da oben belastet und psychische Sturmwellen erzeugt, kriegt natürlich auch der Darm unten mit. In dem Fall wird er zusehen, dass er schnell Land gewinnt und sich in Sicherheit begibt. Die Verdauung wird heruntergefahren, weniger Schleimstoffe werden produziert und die Durchblutung ist auch nicht mehr so auf Zack. Es entstehen Appetitlosigkeit, Erbrechen, Durchfall, Verstopfungen oder Unwohlsein. Auf Dauer ist das natürlich für den Kapitän eine unbefriedigende Situation, die er auch dem Gehirn mitteilt. Nun sind beide unglücklich, und alles gerät aus dem Ruder.

Noch mal zusammengefasst: Ist der Darm angeschlagen (zum Beispiel aufgrund von ungesunder Ernährung oder Unverträglichkeiten), können zu wenig Hormone gebildet werden, die Darmflora ist angekratzt, produziert zu wenig Bakterien oder zu viel schlechte. Das Gehirn findet das extrem doof. Die Folge können psychische Instabilitäten sein. Ist das Gehirn gestresst, mag das der Darm ebenso nicht. Denn was machst du, wenn du gestresst bist? Genau! Entweder isst du total ungesund (Fast Food und Co.) oder du isst gar nix, oder du isst zu schnell, oder du isst nicht in Ruhe, oder du isst nicht ordentlich am Tisch, oder du isst nicht reguliert, oder du trinkst viel mehr Alkohol oder oder oder … Oh je, dein armer Darm! Der ist dann mal so richtig gestresst. Folglich treten Darmprobleme auf, die ebenso eine psychische Instabilität fördern. Ergo: Ein Teufelskreis beginnt!

Das bedeutet, sowohl dein Oberstübchen als auch dein Darm brauchen ganz viel Zuneigung und Liebe von dir. Beide Organe müssen gehegt und gepflegt werden, damit du dich letztendlich spitzenmäßig fühlst. Am allerallerliebsten mag es dein Darm, wenn du ihm eine gute, ausgewogene Ernährung gibst. Dann sind seine Super-Hero-Kräfte geweckt, und er fühlt sich fantastisch. Er klingelt auch sofort beim Gehirn durch und erzählt ununterbrochen von seiner guten Laune, und das Gehirn wird von der guten Laune regelrecht angesteckt.

Welche Lebensmittel dein Darm total gut findet und welche er absolut nicht leiden kann, verrate ich dir später. Schauen wir uns erst einmal im nächsten Kapitel an, aus was Nahrung überhaupt besteht.

Meine besten Tipps gegen Stress

Damit dein Darm und dein Kopf »Hurra!« schreien, hier ein paar Vorschläge, die mich im Selbsttest begeistert haben:

1. Ooomm: Regelmäßige Meditationen (fünf bis zehn Minuten am Tag) bringen deine Gedanken und deine Ängste zur Ruhe. Viele gute und geführte Meditationen findest du zum Beispiel bei Spotify oder YouTube.
2. Luft: Jeden Tag ein bisschen rausgehen und tief durchatmen mag dein Gehirn besonders gerne. Du musst keinen Marathon laufen. Es reicht ein gemütlicher Spaziergang. Die regelmäßige Bewegung massiert auch deinen Magen-Darm-Trakt.

3. **Dein Freund, der Tisch:** Ob Frühstück, Snack, Mittag- oder Abendessen, versuche, am Tisch zu essen statt vor dem Fernseher, im Bett oder auf der Couch. Decke deinen Tisch hübsch und gemütlich ein und zelebriere das Essen. Aufgrund dieser kleinen Umstellung wird sich dein Essverhalten automatisch zum Positiven verändern.
4. **Digital Detox:** Kein Rumdaddeln am Handy und kein Nebenbei-TV-Gucken, während du isst (Ausnahme: DVD-Abende mit Freunden). Du nimmst Lebensmittel zu dir, die dich am Leben erhalten. Gib ihnen ein bisschen Aufmerksamkeit und genieße jeden Bissen ganz ausführlich.
5. **Flüssiges:** Schenke der Nahrung auf dem Weg nach unten eine coole Surfwelle und trinke Wasser zum Essen. Das Kleingekaute braucht einen flüssigen Turbobooster, damit alles gut verdaut werden kann. Aber bitte trinke Wasser oder Tee, keine zuckerhaltigen Getränke und am besten auch keinen Alkohol.
6. **Nichtstun:** Mache mehrere Nichtstun-Pausen am Tag und entspanne dich für ein paar Minuten. Dabei kannst du entweder einfach nur dasitzen, aus dem Fenster schauen oder an die Decke starren oder mal die Beine hochlegen. Alle Glieder durchstrecken und dehnen ist auch ganz angenehm.
7. **Lass es raus:** Suche dir ein Ventil, um Emotionen und Gedanken loszuwerden, zum Beispiel durch Schreiben, Malen, Musizieren oder Sport. Oder sprich mit Freunden / der Familie über das, was dich bewegt. Manchmal stelle ich mich auf eine Wiese und brülle – sehr zu empfehlen!
8. **Tschüss, Negativität:** Sei dir immer bewusst, dass du nur ein Leben hast. Du bist es verdammt noch mal wert, nur das Beste für dich rauszuholen. Verabschiede dich von Dingen, Situationen und Menschen, die dir nicht guttun.

Was bei Reizdarm hilft

Wenn du mindestens drei Monate unter Durchfall, Blähungen, Verstopfungen, Bauchschmerzen oder sonstigen Verdauungsbeschwerden leidest, lohnt sich ein Gang zum Arzt des Vertrauens. Stuhlprobenuntersuchungen, Ultraschall, Intoleranz-Tests oder die völlig schmerzfreie Darmspiegelung geben eine Diagnose, ob möglicherweise deine Darmschleimhaut geschädigt ist, die Darmflora nicht so richtig flutscht oder sich sogar Parasiten bei dir eingenistet haben. Werden keinerlei Auffälligkeiten gefunden, wirst du dann sehr wahrscheinlich als Reizdarmsyndrom-Patient betitelt.
Die Ursachenforschung macht keine genauen Angaben und erwähnt nur mögliche Auslöser wie eine bereits durchlebte Darmerkrankung, vererbliche Faktoren, falsche Ernährung mit industriell erzeugten Nahrungsmitteln, die häufige Einnahme von Medikamenten oder aber psychosozialen Stress. In dem Punkt sind sich die Wissenschaftler vollkommen einig: Stress, Angst und Überlastung spielen eine große Rolle beim Reizdarmsyndrom.[7]
Da aber jeder Reizdarm-Patient unterschiedliche Symptome in unterschiedlicher Stärke und unterschiedlicher Form durchlebt, gibt es leider kein Therapie-Allheilmittel, das für alle wunderprächtig funktioniert. Man muss sich bedauerlicherweise auf die Suche nach einzelnen Puzzleteilen begeben und die richtigen Fachfrauen und -männer finden, die einen perfekten, ganzheitlichen Weg konzipieren.
Hier eine Auflistung aller nachweislich erfolgversprechen-

den Maßnahmen, die schon vielen Reizdarm-Patienten geholfen haben:

- Ernährung: stark fruktosehaltiges Obst reduzieren; Weizen und Gluten, industriell erstellte Nahrungsmittel, Kaffee, Alkohol, Fast Food und scharfe Speisen möglichst weglassen, ayurvedische Kost zu sich nehmen
- Nahrungsergänzung und Tees: Kurkuma-Gewürz (ist bei allen Beschwerden gut); Pfefferminzöl in Kapselform und Melissentee (bei Schmerzen); Fenchel- und Kümmeltee (bei Blähungen); Myrrhetee; Heilerde (bei Durchfall); Flohsamenschalen (bei Verstopfung)
- Einnahme von Probiotika (mit dem Arzt absprechen)
- Wärmflasche auf den Bauch legen[8]
- Entspannungstechniken in den Alltag einbauen: Meditation, Yoga, Autogenes Training
- Psychotherapie

Emotionales Essen – Wenn Gefühle die Kontrolle übernehmen

Erinnerst du dich an meine Fressattacke, die ich zu Beginn des Buches beschrieben habe? Mir ging es miserabel, ich fühlte mich gestresst und stopfte unkontrolliert ungesundes Zeug in mich hinein – ohne darüber nachzudenken, ob mein Körper es wirklich braucht oder nicht. Ich aß nicht, weil ich Hunger hatte, sondern ich aß, weil ich negative Emotionen kompensieren musste. Meine Wut und meine Traurigkeit suchten verzweifelt nach einem Notausgang, damit ich nicht auf der Stelle durchdrehe oder gar umfalle.

Dieses Phänomen des unsicheren, emotionalen Essens kennen viele Menschen. Bei Liebeskummer greifen wir zu Schokolade oder Eis, nach bestandener Prüfung gönnen wir uns ein fettes Fast-Food-Menü, oder zahlreichen Chips-Tüten werden vernichtet, weil wir nur mit ihrer Hilfe nach einem stressigen Arbeitsalltag entspannen können. Aber nicht nur die »kleinen« Probleme wie zum Beispiel Langeweile führen zu emotionalem Essen. Meistens stecken tief verwurzelte, negative Erlebnisse oder unerfüllte Bedürfnisse in unserem innersten Ich, die wir mit Essen geradezu wegfressen wollen. Und dann sind wir wieder mittendrin: im Brainfuck-Teufelskreis!

Essstörungen

Extremes, emotionales Essen findet sich häufig bei Essstörungen wie Binge Eating, Magersucht oder Bulimie. Dies sind ernst zu nehmende Krankheiten, die von Ärzten und Therapeuten behandelt werden sollten. Wenn du betroffen bist oder glaubst, davon betroffen zu sein, dann hole dir bitte professionelle Hilfe. Eine gute Anlaufstelle ist zum Beispiel die Organisation ANAD (www.anad.de).

Die Rolle des Gehirns

Bei einigen Menschen führen negative Gefühle zur absoluten Appetitlosigkeit oder gar tagelanger Nahrungsverweigerung. Du gibst mir bestimmt recht, wenn ich sage, dass beide Wege – Frustfressen oder Gar-nix-Essen – überhaupt nicht gesund klingen. Die

Verbindung zwischen Gefühl und Essen ist schon recht lange bekannt. Forscher der University of Michigan fanden heraus, dass Kinder schon ab vier Jahren bei Stress essen, ohne dass sie Hunger haben.[9] Gründe sind u.a. eine chaotische häusliche Umgebung, Erfahrungen mit Gewalt und Traumata, Einsamkeit und fehlende Anerkennung. Die Folgen sind verheerend: Übergewicht und zahlreiche andere Erkrankungen treten auf.

»Wenn Menschen sich unterdrückt, unverstanden oder bedroht fühlen, reagiert das Gehirn mit einem Überlastungsschutz«, erklärt der Lübecker Wissenschaftler Prof. Dr. Achim Peters. In seiner Selfish-Brain-Studie untersuchte er jahrelang den Einfluss des Gehirns auf die Energieversorgung des Körpers. Dabei kam heraus, dass in belastenden Stresssituationen das Gehirn 90 Prozent des täglichen Glukosebedarfs eines Menschen verbraucht. Dauert der Kummer länger, wird der Theorie zufolge das Nervensystem geschwächt, und es gelangt nur noch ein kleiner Teil des Zuckers zum Gehirn. Die restliche, überwiegende Menge häuft sich im Fett- und Muskelgewebe an. Durch diese Mangelversorgung bedroht, gibt das Gehirn den Befehl zum Essen, obwohl der Körper bereits ausreichend versorgt ist. Also wird mehr Süßes und Kohlenhydratreiches in den Mund gestopft. Ein Teufelskreis beginnt, denn wieder gelangt nur sehr wenig Glukose zum Gehirn, während sich die Fettpolster immer weiter auffüllen. Übrigens empfiehlt Peters Menschen mit Übergewicht, ihre Gefühle in den Mittelpunkt der Therapie zu stellen. Dazu gehört, Dauerstress abzustellen, lang schwelende Konflikte zu lösen und verstärkt auf die eigenen Bedürfnisse zu achten. Wenn es gelingt, das Stresssystem zu beruhigen, normalisiert sich in der Regel auch das Körpergewicht.[10]

Aber warum greifen wir beim emotionalen Essen eher nach Chips und Schokolade statt nach Gurke und Sellerie? Auch hierfür gibt es keine zufällige, sondern eine plausible Erklärung. Die Geschmacksexplosion im Mund ist verständlicherweise bei stark energiehaltigen Lebensmitteln deutlich spannender, als wenn ich mir eine Tomate in die Futterluke schiebe. Zusätzlich gibt es noch einen zweiten, viel interessanteren Aspekt. Dazu eine kurze Geschichte:

Der Neurowissenschaftler Eric Stice vom Oregon Research Institute wollte die Wirkung von Zucker und Fett auf unser Gehirn unter die Lupe nehmen und lud dafür ein paar Studenten zu sich ins Labor ein. Die eine Hälfte der Probanden durfte über einen Zeitraum regelmäßig zucker- und fetthaltige Lebensmittel essen, die andere nicht. Dann schob er die Studenten ohne vorherigen Zucker/Fett-Konsum in die MRT-Röhre und gab ihnen schluckweise einen süßen und fettigen Schoko-Milchshake zu trinken, während er die Gehirnstruktur am Bildschirm beobachtete. Er entdeckte, dass das Belohnungssystem des Gehirns durch den Verzehr des Milchshakes recht schnell aktiviert wurde. Dopamin und Endorphine wurden ausgeschüttet und erzeugten ein gutes Gefühl beim Probanden. Das Verlangen nach mehr wurde angeregt, eine Substanzabhängigkeit begann. Darüber hinaus fand Stice heraus, dass Personen, die viel Zucker und Fett zu sich nehmen, immer mehr davon brauchen, um den gleichen Effekt des Glücksgefühls erzeugen zu können. Zudem reagierten die Gehirne dieser Personen viel stärker auf Bilder mit zucker- und stark energiehaltigen Lebensmittel (Schokoriegel, Burger, Pommes, Eiscreme etc.) statt auf Bilder mit Gemüse und Salat. Kurzum: Das Suchtzentrum des Gehirns dieser Probanden wurde aktiviert – wie bei harten Drogen.[11]

Zusammengefasst: Inhaltsstoffe wie Zucker und gesättigte Fettsäuren machen süchtig. Sie schütten Glücksbotenstoffe im Gehirn aus und führen unmittelbar zu einem Wohlbefinden. Sie induzieren das Belohnungssystem im Gehirn, was zu positiven Emotionen und einer Abhängigkeit führt. Ergo: Wir brauchen diesen »Stoff«, um negative Gefühle beiseiteschieben zu können.

Selbsttest: Bin ich ein emotionaler Esser

Lerne dich selbst kennen und kreuze spontan an, was auf dich zutrifft. Sei dabei ehrlich zu dir und fühle dich nicht mies. Deine Ist-Situation ist vollkommen okay.

- ☐ Ich esse / esse nix, wenn ich eine schlechte Nachricht erhalten habe oder das Gefühl habe, dass die Welt sich gegen mich verschworen hat.
- ☐ Wenn ich mich gestresst fühle, greife ich oft zu Snacks und Süßigkeiten /esse ich gar nix.
- ☐ Wenn ich mich abends langweile oder nicht abschalten kann, knabbere ich irgendwelche Snacks oder Süßigkeiten.
- ☐ Wenn ich wütend oder aufgebracht bin, greife ich nach irgendetwas Essbarem, das herumliegt / esse ich den ganzen Tag nix.
- ☐ Wenn ich mit Freunden zusammen oder auf einer Party bin, esse (und trinke) ich viel mehr, als mir guttut.
- ☐ Wenn ich traurig bin, greife ich zu irgendwas Essbarem / esse ich nix.
- ☐ Wenn etwas unerwartet gut gelungen ist oder ich einen anstrengenden Tag hatte, belohne ich mich mit Essen.
- ☐ Ich esse lieber alleine oder heimlich, damit andere nicht sehen können, was ich esse / ich sage anderen immer, dass ich genug gegessen habe, obwohl ich nix gegessen habe.
- ☐ Ich mache mir nach dem Essen / Nix-Essen oft Vorwürfe oder habe ein schlechtes Gewissen.

Wenn du mindestens ein Kreuz gemacht hast, gehörst du zu den emotionalen Essern.

Eintauchen in die eigene Gefühlswelt

»Ja, aber dann kann ich doch problemlos Chips, Süßkram und Fast Food essen, denn dann geht es mir doch danach psychisch super! Das ist wissenschaftlich erwiesen!« Denkst du das gerade? Schön wär's, oder? Leider muss ich jetzt eine ziemliche Spielverderberin sein und den dicken Strich durch die Frustfress-Rechnung ziehen. Bitte sei mir nicht böse, aber Fakt ist: Zucker und gesättigte Fettsäuren geben unserem Körper und unserem Gehirn so gut wie keinerlei Nährstoffe, die wir benötigen, um langfristig funktionieren zu können. Ganz im Gegenteil: Sie fördern sogar furchtbar fiese Entzündungen im Organismus, die wiederum Auslöser vieler Erkrankungen sein können: von Diabetes, Herz-Kreislauf-Problemen und Leberschäden über Adipositas bis hin zu psychischen Erkrankungen wie Depression.[12] Fazit: Der effektivste Weg, um dem emotionalen Essen entkommen zu können, ist die bewusste Auseinandersetzung mit den eigenen Emotionen. Klingt anstrengend, ist es auch.

Ich möchte nicht verheimlichen, dass das intensive Betrachten der Gefühlswelt furchtbar beschwerlich sein kann, denn schließlich muss man dafür ganz tief in der Schattenkiste rumwühlen und den ursächlichen Schmerz analysieren, der emotionales Essen fördert. Viele haben Angst davor, in den Abgrund zu schauen, schieben Probleme beiseite, lenken sich ab, überspielen Dinge, suchen sich unbewusst ein Ventil wie zum Beispiel Essen, um alles ein bisschen erträglicher zu machen. Mir ging es nicht anders. Ich möchte dich aber an dieser Stelle ermutigen! Als ich vor Jahren die imaginäre Lupe in die Hand nahm und meine Verletzlichkeit betrachtete – manchmal mit und manchmal ohne Hilfe eines Psychotherapeuten –, tat es zunächst ziemlich weh, aber es tat auch unheimlich gut. Endlich verstand ich, warum ich manche Verhaltensweisen an den Tag legte und woher meine unerfüllten Bedürfnisse kamen. Endlich kapierte ich, warum ich so bin, wie ich bin. Endlich konnte ich eigene Lösungswege kreieren und mich nach und nach dem Sog entziehen. Zudem fand ich es unglaublich spannend, sich mit dem eigenen Ich auseinanderzusetzen. Es macht mir bis heute geradezu Spaß, Selbstanalyse zu betreiben, auch wenn dabei ein paar Mal die ein oder andere Träne kullert. So konnte ich Schritt für Schritt meinem emotionalen Essverhalten das STOP-Schild entgegenhalten und habe heute viel weniger Fressattacken als damals.

Dein Bedürfnisglas

Du isst unkontrolliert, weil Bedürfnisse nicht erfüllt sind. Welche drei Bedürfnisse melden sich bei dir ziemlich häufig / ziemlich stark?

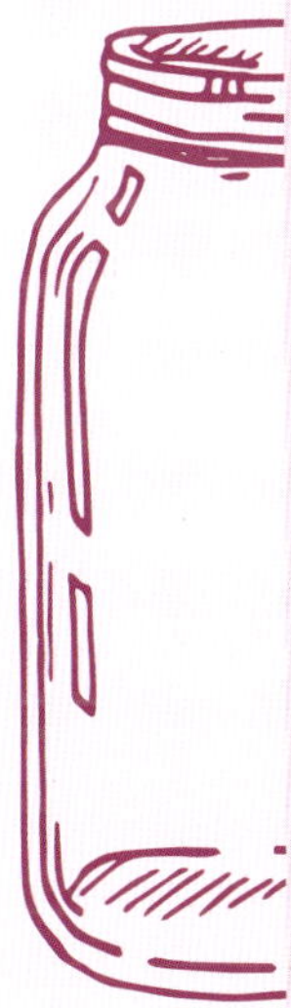

Das Gute ist, dass sich das Verlangen nach Fast Food und Co. automatisch verringert, wenn man sich über längere Zeit hinweg gesund und ausgewogen ernährt. Natürlich knabbere ich immer noch gerne mal eine ganze Packung Chips innerhalb von Sekunden weg oder verputze eine 250-Gramm-Tafel Schokolade vor dem Fernseher. Schließlich will ich mich nicht selbst kasteien. Der Unterschied ist nur, dass ich es mit Genuss tue und nur dann, wenn mein Körper ein wirkliches Verlangen danach hat – und nicht dann, wenn meine negativen Emotionen danach schreien.

Nun gehörst du vielleicht zu denjenigen, die gerade festgestellt haben, dass sie emotional essen. Wie gesagt: Deine Ist-Situation ist vollkommen okay! Oftmals fühlen wir uns noch mieser, weil wir gerade so sind, wie wir sind. Wir finden uns schäbig, uncool, unattraktiv und nicht liebenswert. Wir haben das Gefühl, andere zu belasten, und ziehen uns lieber zurück oder spielen etwas vor. Wir können uns nicht im Spiegel ansehen, ekeln uns vor uns selbst und wollen am liebsten neu geboren werden, um endlich alles richtig zu machen. Schäme dich nicht für dich. Verzeihe dir selbst. Du bist ein toller Mensch!

SCHÖN, DASS ES MICH GIBT!

Hier eine kleine Hilfestellung, damit du immer daran erinnert wirst. Klebe den Sticker »Schön, dass es mich gibt!« am besten auf deinen Badezimmerspiegel. Die Vorlage findest du auf meinem Blog www.kopftopf.blog.

Jetzt geht es darum, etwas zu verändern. Du befindest dich gerade in einer ziemlich guten Position: Ab jetzt kannst du den Übeltäter an der Wurzel packen und dir selbst helfen. Wenn du langsam anfängst und dich Schritt für Schritt herantastest, wirst du dich sehr bald besser fühlen! Großartig!

Erste Hilfe gegen emotionales Essverhalten

Was kannst du nun tun, wenn deine Emotionen mal wieder deine Ernährungsweise bestimmen? Hier ein paar Tipps und Strategien, die mir geholfen haben:

1. Mache den Spargel-Test, bevor du etwas isst

Wenn du Lust auf Essen hast, kann das zwei Gründe haben:

- Du bist wirklich hungrig.
- Du brauchst eine Ablenkung von deinen Gefühlen.

Um herauszufinden, welcher Grund tatsächlich vorliegt, empfehle ich dir den Spargel-Test (du kannst Spargel auch durch anderes Gemüse ersetzen), der da lautet: Würdest du auf der Stelle einen großen Teller Spargel essen?

Wenn die Antwort »Ja« ist, hast du wirklich Hunger. Ich wünsche dir einen guten Appetit! Wenn die Antwort »Nein« ist, dann hat deine Essenslust emotionale Gründe. Bitte mache an dieser Stelle bei Punkt 2 weiter.

2. Atme tief durch

Durch die Nase ein, durch den Mund wieder aus ... durch die Nase ein, durch den Mund wieder aus ... durch die Nase ein, durch den Mund wieder aus ... Mache das zwei Minuten ... Durch die Nase ein, durch den Mund wieder aus ... durch die ... Guuuuut! Hast du jetzt noch den Impuls, etwas essen zu müssen? Nicht? Fantastisch! Wenn ja, mache bei Punkt 3 weiter.

3. Hallo, wie geht's?

Gut? Quatsch. Das ist eine Lüge. Komm schon, dir geht es nicht gut. Irgendwas ist doch. Was ist los? Was fühlst du? Ärger, Wut, Traurigkeit, Einsamkeit, Stress ...? Was genau?

Schreib es auf:

Auf wen bist du sauer? Wer war böse zu dir? Wer hat dich doof behandelt? Wer war es?

Schreib es auf:

Welche deiner Bedürfnisse wurden nicht befriedigt? Was fehlt dir? Was ist gerade unerfüllt? Schlaf, Ruhe, Bewegung, Liebe, Anerkennung, Sicherheit, Wachstum, Geld, eine neue Wohnung, ein neuer Job, Urlaub … Was brauchst du?

Schreib es auf:

Go Go Gadget!

Mach dich bereit für Gegenmaßnahmen und erfülle deine Bedürfnisse. Pack alles aus, was du an Handwerkszeug parat hast, und glaube mir: Du hast viele! Jetzt ist es Zeit für deinen Schlachtplan!

Du brauchst Ruhe? Was kannst du dafür tun? Zum Beispiel: Schalte dein Telefon ab, lege dich auf die Couch, mach mal eine Pause ...

Dein Schlachtplan:____

Du sehnst dich nach einem stressfreien Leben? Was kannst du dafür tun? Zum Beispiel: Sortiere deine To-do-Liste nach Prioritäten und schalte einen Gang runter, rede mit dem Chef und den Kollegen, wenn dich die Arbeit stresst, sage auch mal Nein ...

Dein Schlachtplan:____

Du sehnst dich nach einer Partnerschaft? Was kannst du dafür tun? Überlege zum Beispiel, wie du Menschen kennenlernen kannst, frage Freunde um Rat ...

Dein Schlachtplan: ______________________________

____

____

____

Du bist wütend? Was kannst du dagegen tun? Sag es zum Beispiel laut, sag es auch demjenigen, auf den du wütend bist, versuche den Konflikt zu lösen ...

Dein Schlachtplan: ______________________________

____

____

____

Du bist in finanziellen Nöten? Was kannst du dagegen tun? Zum Beispiel: Sprich mit deinem Chef über eine Gehaltserhöhung, gehe zu einer Schuldnerberatung, mache einen Einnahmen-Ausgaben-Plan ...

Dein Schlachtplan:

Gibt es noch ein weiteres Bedürfnis?

Dein Schlachtplan:

Dich holen tief liegende Verletzungen aus der Kindheit oder aufgrund von Traumata und schlechten Erlebnissen ein? Wie kannst du diese verletzten Gefühle aus deinem Leben streichen?
Hier empfehle ich, dir professionelle Hilfe zu suchen, dich mit einem Therapeuten zusammenzusetzen, um all das, was unheimlich in dir nagt, hervorzuholen und zu bearbeiten.

Experteninterview mit Dirk Schippel

Essen und das innere Kind

Emotionales Essen kann übrigens auch eine positive Verknüpfung haben. Dies erklärt dir am besten mein Freund und Heilpraktiker für Psychotherapie, Dirk Schippel:

Ist emotionales Essen immer mit Negativem behaftet?

Nein, emotionales Essen kann auch eine positive Verknüpfung haben. Auch bei Emotionen spielt Lernen eine erhebliche Rolle. Genauer gesagt sprechen wir von neuronalem Verknüpfungslernen. Der Wissenschaftler Donald Hebb formulierte es in seiner »Hebbschen Lernregel« so: »What fires together wires together.« Also: Zellen, die gemeinsam »feuern«, vernetzen sich.

Unter welchen Umständen kann ich mich denn bei emotionalem Essen glücklich fühlen?

Wenn ich zum Beispiel früher die Erfahrung gemacht habe, ein schönes Lieblingsessen in einem behaglichen Zuhause zu bekommen – ich mich dabei also sehr wohlgefühlt habe –, dann kann das Lieblingsessen, das ich heute esse, ausreichen, um mich in den wohligen Gefühlszustand von damals zu versetzen. Um es weniger wissenschaftlich auszudrücken: Wenn sich unser inneres Kind an eine schöne Situation im Zusammenhang mit Essen erinnert, dann kann uns das heute im wahrsten Sinne des Wortes noch nähren.

Ist dieses Gefühl immer abrufbar?

Ja, wir können uns jederzeit mit diesem Zustand verbinden und ihn nutzen, um in einen positiven Gefühlszustand zu gelangen. Wer das täglich übt, kann seine Emotionen – kraft seiner Gedanken – steuern lernen. Dazu kann ein positives Ereignis im Leben ausreichen, denn es ist im Gehirn eine neuronale Spur angelegt.

Diese liegt möglicherweise brach, aber wir können sie immer wieder (auch neu) aktivieren. Das kann man sich so vorstellen wie bei einem Trampelpfad. Je öfter ich ihn laufe, desto einfacher wird es, weil unser Gehirn automatisch weiß, wo es hinlaufen soll. Genauso funktioniert es mit unseren Emotionen.

Selbsttest: Lieblingsessen

Was war in deiner Kindheit dein absolutes Lieblingsessen?

Gehe einkaufen, koche dir dein Kindheitslieblingsessen und verspeise es. Welche Gefühle kommen in dir hoch?

Lebensmittelintoleranzen als Ursache von Depression

Eine depressive Verstimmung, eine ausgeprägte Depression oder ein seelisches Schlappsein-Gefühl kann viele Ursachen haben. Neben den gängigen Gründen wie traumatische Erlebnisse, Stress bei der Arbeit und im normalen Alltag, negativ geprägte Kindheit, schlechte Ernährung oder wenig Bewegung kann die Ursache von psychischer Instabilität auch eine Lebensmittelunverträglichkeit sein – also eine negative Reaktion des Körpers auf bestimmte Zutaten.

Ehrlich gesagt wusste ich das bis vor ein paar Jahren auch nicht. Zahlreiche Ärzte in meinem Umfeld erzählten mir was von vererbbaren Genen, von Stoffwechselstörungen im Kopf oder von chronischer Überarbeitung als Grund für eine Depression. Wie ich bereits anfangs sagte, kenne ich mittlerweile meine Gründe, weil ich diese unter anderem auch in der Psychotherapie festgestellt habe. Ich gehöre also zum Glück nicht zu denjenigen, die irgendein bestimmtes Lebensmittel nicht vertragen. Dennoch begegnete ich nach und nach immer mehr Ärzten, die davon sprachen. Ich begegnete auch immer mehr Patienten, die aufgrund einer Unverträglichkeit negative Gefühle entwickelten. Einige hatten von Anfang an den Sechser im Lotto, denn sie wurden von ihrem Hausarzt sofort körperlich auf den Kopf gestellt: von Blut- und Stuhlproben über Ultraschallmessungen bis hin zu Allergietests. Andere hatten Pech und bekamen schnurstracks ein Rezept für Antidepressiva oder den Gang in die Psychiatrie verschrieben. Dabei lag die Ursache nicht an ihrer Psyche, sondern am Körper. Ein Grund mehr, warum ich das unbedingt erwähnen muss, denn es kann viele betreffen. Laut Techniker Krankenkasse leiden 15 Prozent der deutschen Bevölkerung an einer Laktoseintoleranz, die Anzahl der behandlungsbedürftigen Nahrungsmittelallergiker wird auf fünf bis sieben Prozent geschätzt.[13] Ob Histamine, Milchzucker, Gluten, Fruktose, Nuss oder Ei – es gibt zahlreiche Lebensmittel, gegen die sich der Körper wehren kann. Die Folgen können gravierend sein, wie Michaela Axt-Gadermann im folgenden Expertinneninterview schildert.

Expertinneninterview mit Prof. Dr. Michaela Axt-Gadermann

Gesund mit Darm

Prof. Dr. Michaela Axt-Gadermann ist Ärztin und hat schon viele kluge Bücher geschrieben. Ihr Steckenpferd sind der Darm und die Zusammenhänge zwischen Nahrung und Körper. Auf ihrem Portal www.gesund-mit-darm.de gibt sie nützliche Infos und Tipps zum Thema. Ich habe ihr ein paar Fragen gestellt:

Was ist der Unterschied zwischen einer Lebensmittelintoleranz und einer Allergie?
Lebensmittelintoleranzen sind nicht immunologisch, d. h. es sind keine allergischen Reaktionen. Es handelt sich hierbei meistens um einen Mangel an verarbeitenden Enzymen (z. B. bei Laktoseintoleranz) oder überlasteten Transportmechanismen (z. B. bei Fruktoseintoleranz). Bestimmte Mengen werden meistens vertragen. Lebensmittelallergien werden durch das Immunsystem vermittelt. Die unverträglichen Lebensmittel lassen sich mittels Hauttest oder Bluttest nachweisen. Bei Lebensmittelallergien führen selbst kleinste Mengen zu Symptomen, im schlimmsten Fall zu einem anaphylaktischen Schock.
Gab es schon immer Lebensmittelunverträglichkeiten oder ist dies eine Konsequenz unserer heutigen Essgewohnheiten?
Das kann man nicht pauschal sagen. Die Tatsache, dass wir in

Europa als Erwachsene Milch trinken, verhindert das Auftreten von Laktoseintoleranz in vielen Fällen. In Gegenden, in denen Erwachsene traditionell keine Milch trinken – etwa in Asien –, ist die Zahl der Betroffenen deutlich höher. 15 Prozent der erwachsenen Bevölkerung in Deutschland sind betroffen, weltweit etwa 70 Prozent und in Asien 98 Prozent. Wenn keine Milch getrunken wird, stellt der Körper die Produktion des Enzyms Lactase nach und nach ein. Anders zum Beispiel bei der Fruktoseintoleranz (korrekterweise spricht man von Fruktose-Malabsorption): Sie betrifft 20 bis 30 Prozent. Für Fruktose gibt es im Darm keinen aktiven Transportmechanismus. Die Aufnahme erfolgt per Diffusion entlang eines Konzentrationsgefälles. Wenn wir zu viel Fruktose zu uns nehmen, dann werden die Resorptionsmöglichkeiten des Darms überschritten. Die liegen bei den meisten Menschen so bei 25 g/Tag. Die Folge sind dann Bauchschmerzen, Koliken, Blähungen oder Durchfall. Fruktose findet man nicht nur in Fruchtsäften und Obst, sondern vor allem in Softdrinks und Haushaltszucker (besteht zu 50 Prozent aus Fruktose). Bei Unverträglichkeit von Weizen und anderen Getreiden ist wahrscheinlich nicht Gluten der entscheidende Auslöser, sondern Alpha-Amylase-Trypsin-Inhibitoren (ATIs), eine Gruppe von Eiweißen, die der natürlichen Abwehr von Schädlingen an Getreide dienen. ATIs kommen in Hochleistungsweizen verstärkt vor. Sie garantieren höhere Erträge, werden aber oft nicht vertragen.

Können Unverträglichkeiten eine Ursache psychischer Krankheiten wie zum Beispiel einer Depression sein? Und wenn ja, welchen Zusammenhang gibt es?

Ja, das wird diskutiert. Als Verbindung zwischen Intoleranzen oder auch Allergien und Depression wird eine gestörte Darmflora sowie eine vermehrt durchlässige Darmbarriere vermutet. Man weiß, dass die meisten depressiven Patienten sowohl eine gestörte Darmflora als auch erhöhte Entzündungswerte sowie eine vermehrt durchlässige Darmbarriere haben. Durch ein Leaky-Gut-Syndrom (eine geschädigte bzw. undichte Darmschleimhaut) oder andere chronische Störungen wie Allergien oder Intoleranzen kann eine schwelende, unterschwellige Entzündung entstehen. Bei einer Depression sollte man deshalb immer untersuchen, ob eine Entzündung im Körper vorliegt, wie das Mikrobiom aufgestellt ist und ob es Anzeichen für ein Leaky-Gut-Syndrom gibt. Entzündungen lassen sich mit einem Bluttest nachweisen, Mikrobiomuntersuchungen und die Analyse des Leaky-Gut-Syndroms werden an einer Stuhlprobe vorgenommen.

Wie kann man feststellen, ob man eine Lebensmittelunverträglichkeit hat?

Fruktose- und Laktoseintoleranz können beim Arzt durch einen Atemtest festgestellt werden. Eine Zöliakie (Glutenunverträglichkeit) kann durch Antikörper im Blut und Darmbiopsien diagnostiziert werden. Hat man andere Intoleranzen, kann man diese zum Beispiel durch ein Ernährungstagebuch, Auslassdiät bzw. Suchdiät und gezielten Verzehr der verdächtigen Nahrungsmittel erforschen. Am besten geschieht das in einer Klinik in einem verblindeten Versuch, d. h. der Betroffene weiß nicht, ob er zum Beispiel Weizen isst oder etwas anderes. Nur so kann man den Placebo-Effekt – in diesem Fall den Nocebo-Effekt – ausschließen, der bei Nahrungsmittelallergien/-intoleranzen ganz deutlich ist. Beispielsweise zeigten in einer entsprechend verblindeten Studie 40 Prozent der Probanden eine Nocebo-Reaktion, nur 16 Prozent der Personen, die bei sich eine Weizenunverträglichkeit vermuteten, hatten diese auch.

Was kann man nach Feststellung einer Intoleranz als Betroffener tun?

Je nach festgestellter Intoleranz nimmt man entweder die fehlenden Enzyme ein (z. B. Laktase bei Laktoseintoleranz) oder reduziert den Auslöser bzw. lässt ihn ganz weg (z. B. weniger Fruktose oder Weizen verzehren).

Welche Rolle spielt der Darm Ihrer Meinung nach in Bezug auf unser psychisches Wohlbefinden?

Eine ganz große! Viele Emotionen werden im Darm gemacht. Inzwischen bezweifeln selbst seriöse Wissenschaftler nicht mehr, dass in unserem Verdauungstrakt der Schlüssel für Wohlbefinden und Stressresistenz liegt, ebenso wie für die körperliche und geistige Gesundheit. Unsere Gemütslage ist viel stärker von der Darmflora und der Gesundheit des Magen-Darm-Traktes abhängig, als wir es uns bisher vorstellen konnten. Ob wir eher zu den Optimisten oder Pessimisten zählen, ängstlich oder zuversichtlich in die Zukunft blicken, glücklich oder unzufrieden durchs Leben gehen, wird von Signalen bestimmt, die die Darmbakterien ans Gehirn senden. Der Verdauungstrakt entscheidet, wie gut wir mit Stress umgehen können und wie tief unser Schlaf ist. Selbst geistige Leistungsfähigkeit, Schmerzempfinden und die Gehirnentwicklung kleiner Kinder lassen sich mit den richtigen Bakterien beeinflussen. Eine gesunde Darmflora hat offensichtlich ähnliche Auswirkungen auf unser Stressempfinden wie Autogenes Training oder Progressive Muskelentspannung und schützt vor psychischen Beschwerden. Das haben schon zahlreiche Studien gezeigt.

Sätze, die die Stimmung aufhellen

Alles hat schon irgendwie einen Sinn.

Ich muss nix, ich darf.

Morgen fange ich noch mal an.

Ohne Regen keinen Regenbogen.

Auch doofe Tage gehen vorbei.

Erst mal Kaffee trinken.

Ich gebe mein Bestes, und das ist gut genug.

Ein Schritt nach dem anderen.

»Was uns durch den Kopf geht, hängt auch davon ab, mit was wir unsere Teller füllen.«

Lebensmittel – deine Kämpfer gegen Brainfuck

Die Funktionen und die Bedürfnisse des menschlichen Körpers sind dermaßen komplex, dass ich dich damit nicht umfangreich nerven möchte. Dennoch ist es ganz hilfreich, einen kurzen Überblick zu bekommen, wie und warum Lebensmittel dein Gehirn beeinflussen können.

Diese Zusammenfassung soll dir helfen, zukünftig dein Essen mit anderen Augen zu betrachten und zu verstehen, warum jeder einzelne Bissen dein Seelen-Turbobooster sein kann, vorausgesetzt, du nimmst die richtigen Lebensmittel zu dir. Vereinfacht kann man sagen, dass die Nahrung folgende Bestandteile hat: Nährstoffe, Mineralstoffe und Vitamine.

Nährstoffe & Co. einfach erklärt

Das Nährstoff-Team

Das Nährstoff-Team besteht aus den Mitgliedern Eiweiße, Kohlenhydrate, Fette und Ballaststoffe.

Eiweiße

Eiweiße, auch Proteine genannt, werden primär zum Aufbau des Körpers benötigt. Sie sind sozusagen der Chef im Körper. Protein besteht aus Aminosäureketten – die Bausteine deines Lebens.[14] Wenn also irgendwas in deinem Körper kaputt ist – seien es äußere oder innere Verletzungen –, steht das Protein parat und unterstützt dich. Auch bei Nervenschäden oder Gehirnfunktionen sind Eiweiße dein Freund und Helfer. Ebenso dienen sie als Grundbaustoff für Hormone (Botenstoffe). Diese Hormone beeinflussen unter anderem dein Gefühlsleben. Nimmst du zu wenig Proteine, also zu wenig Aminosäuren zu dir, kann das sehr negative Auswirkungen auf deine Emotionen und dein Nervenkostüm haben.

Kohlenhydrate

Kohlenhydrate dienen als Brennstoff in deinem Körper. Sie feuern dich so richtig an, geben dir Energie und unterstützen deine Zellen, damit diese funktionieren können. Auch dein Gehirn profitiert von diesem ungeheuren Kraftprotz. Daher sind sogenannte Low-Carb-Diäten völlig kontraproduktiv. Studien beweisen, dass die zu geringe Einnahme von Kohlenhydraten die Leistung deines Gehirns negativ beeinflusst.[15] Allerdings sollte man bei der Auswahl der Kohlenhydrate sorgsam sein. Welche Nahrungsmittel gut für dich sind, das erfährst du im nächsten Abschnitt »Die Top-Lebensmittel für deinen Kopf«.

Fette

Fette sind keine Monster, im Gegenteil. Fette sind einfach wunderbar, da sie lebenswichtig für dich sind. Sie dienen als Transportmittel der Hormone sowie Vitamine und stärken deine Nerven. Außerdem wirken sie entzündungshemmend. Allerdings muss man auch hier zwischen guten und schlechten Fetten unterscheiden, denn Fett ist nicht gleich Fett. Mehr dazu im nächsten Abschnitt »Die Top-Lebensmittel für deinen Kopf«.

Ballaststoffe

Ballaststoffe gehören eigentlich zur Gruppe der Kohlenhydrate, verdienen aber eine extra Portion Aufmerksamkeit, da sie der beste Freund deines Darms sind. Mit ihrer Hilfe wird dein Darmtrakt super reguliert, deine Darmflora bleibt stabil, und die guten Darmbakterien hüpfen hoch vor Freude.[16] Wie du ja bereits erfahren hast, ist eine gute Darmfunktion elementar wichtig, um dein Gefühlsleben positiv auf Trab zu halten.

Das Mineralstoff-Team

Das Mineralstoff-Team besteht aus den Mitgliedern Mengenelemente und Spurenelemente.

Mengenelemente

Mengenelemente haben im menschlichen Körper bedeutungsvolle Funktionen. So nehmen sie vor allem wichtige Rollen im Wasser- und Elektrolythaushalt ein und sind für den Aufbau der Knochen und Zähne unabdingbar. Sie unterstützen unter anderem die Nervenfunktionalität. Zu den wichtigsten Mengenelementen zählen Kalzium, Kalium, Magnesium und Natrium. So kann Magnesiummangel zu Schlafstörungen und Erschöpfung, Kalziummangel zu Stimmungsschwankungen und Verdauungsproblemen führen.[17]

ICH BIN EIN LIEBENSWERTER MENSCH

Spurenelemente

Spurenelemente sind vor allem Bestandteil von Hormonen, die unter anderem deine Nerven- und Gefühlswelt regulieren. Die wichtigsten Spurenelemente sind Chrom, Kobalt, Eisen, Fluor, Jod, Kupfer, Mangan, Molybdän, Selen, Silizium und Zink. So kann zum Beispiel Zinkmangel zu Aggressionen führen, Eisenmangel zu einer verminderten Botenstoffproduktion im Gehirn und Natriummangel zu Ermüdungserscheinungen.[18]

Das Vitamin-Team

Vitamine sind lebenswichtig, können aber größtenteils nicht selbst produziert, sondern müssen durch Nahrung zugeführt werden. Im Gegensatz zu Mineralstoffen und Spurenelementen dienen Vitamine nicht als Baumaterial oder als Energielieferant, sondern übernehmen im Wesentlichen stoffwechselbeschleunigende und -steuernde Aufgaben bei zahlreichen Prozessen unseres Körpers. Vitaminmangel schädigt Nervenzellen und lässt sogar unser Gehirn schrumpfen. Studien haben bewiesen: Wer zu viel Junk Food und Zucker – und somit zu wenig Vitamine – zu sich nimmt, hat einen kleineren Hippocampus.[19] Daher sind Vitamine äußerst wichtig für unser Gedächtnis, unsere Konzentration, Aufmerksamkeit, Intelligenz, das Erkenntnisvermögen, die Fähigkeit, gezielte Problemlösungen herbeizuführen sowie die Effizienz und Schärfe des Denkens. Zu den wichtigsten Vitaminen gehören Vitamin A, B, C, D, E, K und Folsäure.

Schon in einem stinknormalen Apfel steckt eine enorme Fülle verschiedener Inhaltsstoffe. Und es ist der absolute Wahnsinn, was er alles mit dir anstellen kann: Er bringt deinen Darm in Schwung, er reguliert deine Gefühlswelt, er lässt dein Gehirn klar

Die Power eines Apfels

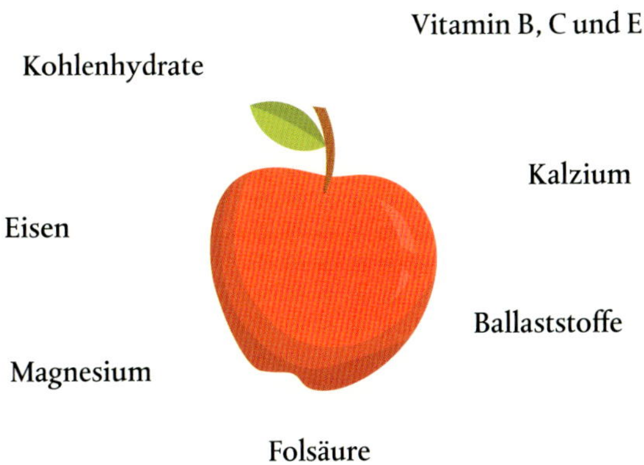

denken, er hält dich wach, aber lässt dich auch gut schlafen, er kämpft gegen Stress in deinem Körper und sorgt dafür, dass du Probleme effektiv lösen kannst. Abgesehen davon hat dieses Obst auch noch weitere Vorteile: Der Apfel hilft dir beim Abnehmen (wenn du das möchtest), beschützt deine Herzfunktionen und senkt deinen Cholesterinspiegel.

Aber der Apfel ist nur einer von vielen guten Soldaten. Im Supermarkt lauert eine ganze Armee von Lebensmitteln, die dich wieder in Schwung bringen. Aber Vorsicht! Es gibt auch fiese Gegner, die dich rigoros zu Boden werfen, dir all deine Energie rauben, dich psychisch schwach halten und Krankheiten in deinem Körper fördern – und das innerhalb kürzester Zeit. Willst du dagegen gewappnet sein? Willst du dich verteidigen? In diesem und im folgenden Kapitel erfährst du, welche Lebensmittel Freund und welche Feind sind.

Die Top-Lebensmittel für deinen Kopf

Eine sechsmonatige Studie der Universitäten von Las Palmas de Gran Canaria und Granada brachte neueste Erkenntnisse und Interessantes hervor. [20] Mit knapp 9000 Probanden bewiesen die Wissenschaftler, dass verarbeitete Nahrungsmittel das Depressionsrisiko erhöhen können. Diejenigen Testpersonen, die regelmäßig Junk Food konsumierten, wiesen demnach eine um 51 Prozent höhere Wahrscheinlichkeit auf, an einer Depression zu erkranken. Und warum ist das so? Die Übeltäter sind die darin enthaltenen industriell veränderten Fette, welche im Körper Entzündungsstoffe hervorbringen. Dadurch werden die Neurotransmitter im Gehirn gestört und unsere Stimmung entsprechend negativ beeinträchtigt. Fertigprodukte mögen also bequem sein und unsere Geschmacksnerven berauschen, doch haben ihre Inhaltsstoffe nur noch wenig mit einem echten Lebensmittel gemeinsam. Keine Vitalstoffe und ein Zuviel an Zucker, Salz, Fett, Geschmacksverstärkern, künstlichen Aromen, Emulgatoren, Stabilisatoren, Säuerungsmitteln, Konservierungs- und Farbstoffen zwingen den Körper über kurz oder lang in die Knie – vor allem die Psyche.

Nun gibt es aber eine gute Nachricht: Du brauchst keine Fertigprodukte, um Überforderung (zum Beispiel beim Kochen) zu vermeiden, schnell was auf dem Teller zu haben und um satt zu werden. Du brauchst keine Fertigprodukte, um Geschmacksexplosionen im Mund erleben zu können. Es geht auch ohne Fertigprodukte – schnell, einfach und ultralecker. Obendrein tust du auch noch was für deinen Kopf! Meine Lieblingsrezepte verrate ich dir später noch im Rezeptteil.

Hier also die absolute Hit-Liste der Lebensmittel, die sich darauf freuen, von dir verspeist zu werden, und die dir nur Gutes tun wollen.

Fisch und Meeresfrüchte

Fisch enthält eine große Menge sogenannter Omega-3-Fettsäuren. Diese Fettsäuren sind ein regelrechtes Heilmittel für deine Nervenzellen. Hier ein paar Fakten, die dich sicherlich ebenso erstaunen wie mich: Unser Gehirn ist ein äußerst fettiges Organ. Damit es funktionsfähig bleibt, braucht es also Fette, und zwar gute Fette, die unsere grauen Zellen nicht selbst herstellen können. Sie sind also auf die Zufuhr von Nahrung mit gesunden Fetten angewiesen. Wird das Gehirn nicht ordentlich versorgt, können Entzündungen entstehen, die wiederum zu diversen Symptomen und Krankheiten führen, unter anderem zu Gedächtnisstörungen, Konzentrationsschwäche und sogar zu einer Depression. Amerikanische Forscher haben zum Beispiel festgestellt, dass Menschen mit einer Depression häufig einen Omega-3-Fettsäure-Mangel aufweisen.[21] Es gibt eine faszinierende Grafik, die zeigt, dass schwangere Frauen in Ländern wie Japan, Hongkong oder Frankreich nach der Geburt seltener an einer Wochenbettdepression erkranken als Frauen in Deutschland, Brasilien oder Südafrika. Einer der Gründe ist: Sie verzehren mehr Fisch. Gerade in asiatischen Ländern oder im Mittelmeergebiet ist Fisch ein regelmäßiger Bestandteil der Ernährung.[22]

Omega-3-Fettsäuren legen sich wie eine Heilsalbe in dein Gehirn, bauen neue Nervenzellen auf und hemmen Entzündungen.[23] Mit der regelmäßigen Einnahme von fettreichem Fisch förderst du also dein Oberstübchen und dein Gemüt.

Ich empfehle, ein- bis zweimal die Woche fettreichen Fisch zu essen, aber mit Bedacht: Wildlachs aus Alaska, Hering aus der Nordsee, Bio-Forellen und -Karpfen aus europäischer Zucht. Aufgrund von Überfischung und mit Rücksicht auf das Tierwohl

Vorteile von Fisch

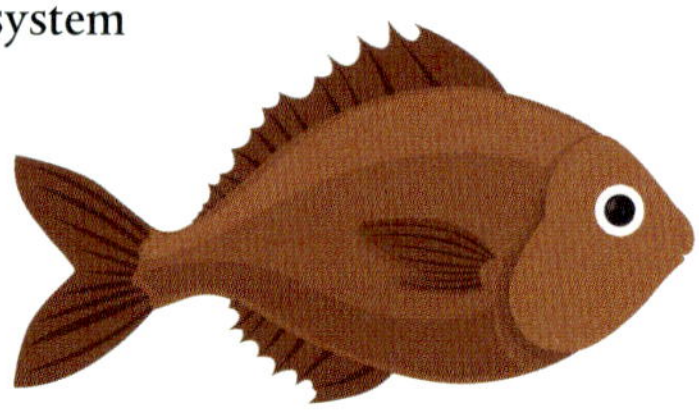

stärkt dein Immunsystem

beugt Gedächtnisstörungen vor

hilft gegen Wochenbettdepression

stabilisiert die Schilddrüse

sollte man von Steinbeißer, Wolfsbarsch, Blauflossenthun, atlantischem Lachs sowie Aal und Schillerlocken die Finger lassen. Oftmals werden diese Tiere mit Kraftfutter und Antibiotika gemästet, sodass die wichtigen Nährstoffe und Omega-3-Fettsäuren gar nicht mehr den Menschenkörper erreichen. Liebhaber von Meeresfrüchten können auf Bio-Garnelen und -Muscheln zurückgreifen. Ich empfehle an dieser Stelle auch den Fischratgeber vom WWF.

Tipp für Vegetarier und Veganer

Vegetarier und Veganer können auf Omega-3-Kapseln zurückgreifen. Dabei sollte die Dosierung mit deinem Arzt des Vertrauens besprochen werden. Alternativen sind Walnuss-, Lein-, Raps- oder Algenöl sowie geschrotete Leinsamen (z. B. im Müsli) oder Nüsse.

Vorteile von Fleisch

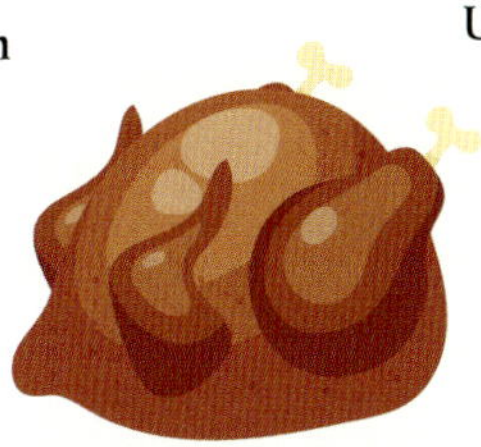

fördert deine Konzentration

hilft gegen Störungen von Gedächtnis und Urteilsvermögen

beugt depressiven Verstimmungen vor

hilft gegen Müdigkeit

Fleisch

Hier eine positive Nachricht für alle Fleischesser: Auch Fleisch ist gut für deine Psyche – in Maßen! Der Hauptdarsteller heißt Vitamin B_{12}. Schon relativ früh wurde bekannt, dass ein Vitamin-B_{12}-Mangel zu Nervenschäden führen kann.[24] Mögliche Folgen sind Müdigkeit, Schwäche, Nervenstörungen, Konzentrationsschwäche, Verwirrtheit, Kopfschmerzen, Demenz, Depression und einiges mehr. Wer also keinen Fisch mag (der übrigens auch viel Vitamin B_{12} enthält), kann auf gutes Fleisch zurückgreifen. Gutes Fleisch bedeutet aber: kein Fleisch aus Massentierhaltung, keine verarbeitete und fettige Wurstware, kein paniertes Schnitzel vom Imbisswagen, keine Chicken Nuggets! Gutes Fleisch bedeutet also: Fleisch von Weide- und Wildtieren oder von Tieren, die natürlich, frei und gut gefüttert (kein mästendes Kraftfutter!) und groß gezogen wurden. Dieses Fleisch sollte dann unpaniert und unverarbeitet gegessen werden. Falls jemand der totale Innereien-Fan ist, der darf jetzt gerne aufjubeln: Besonders Leber und Nieren enthalten viel Vitamin B_{12}. Grundsätzlich bevorzugt werden sollte weißes Fleisch (Pute, Huhn). Rotes Fleisch (Rind, Schwein) hingegen sollte eher seltener gegessen werden. Betrachte Fleisch als Beilage, die ab und zu mal im Magen Platz nehmen darf, und nicht als tägliches Schmackofatz. Die Deutsche Gesellschaft für Ernährung empfiehlt maximal 600 Gramm pro Woche. Ein- bis zweimal die Woche Fleisch zu essen ist also völlig ausreichend, denn ein Übermaß an Fleischverzehr kann Entzündungen hervorrufen, das Risiko einer Depression maximieren und somit kontraproduktiv für deine Psyche sein.[25]

Tipp für Vegetarier und Veganer

Vegetarier können auf Eier oder Käse zurückgreifen. Veganer haben es etwas schwer, sich bedarfsdeckend mit Vitamin B_{12} zu ernähren.[26] Zur Sicherstellung wird die Einnahme eines Vitamin-B-Komplex-Präparats empfohlen, da B-Vitamine zusätzlich andere B-Vitamine benötigen, um sich richtig entfalten zu können.[27] Die Dosierung sollte mit deinem Arzt des Vertrauens besprochen werden.

Eier

Auch das Hühnerei enthält gute Fette und ist geradezu eine Vitamin- und Proteinbombe. Die Menge der Omega-3-Fettsäuren im Ei hängt ganz stark von der Haltung der Tiere, dem Futter der Hühner und der Größe des Eis ab. Lebt das Tier beispielsweise unter freien Bedingungen und darf es auch mal Insekten picken statt Fertigfutter, ist das Ei ein super Lebensmittel.[28] Also kauf die Eier lieber im Bio-Hofladen als beim Discounter.

Noch ein persönliches Anliegen: Achte beim Kauf auch darauf, dass für die Eier keine männlichen Küken geschreddert wurden. Selbst bei Bio-Eiern kann das nämlich der Fall sein. Die Bruderhahn Initiative Deutschland (BID) setzt sich beispielsweise für das Aufwachsen von männlichen Küken ein und wird von Demeter und Bioland unterstützt. Die Eierverpackungen sind dann entsprechend gekennzeichnet.

Vorteile von Eiern

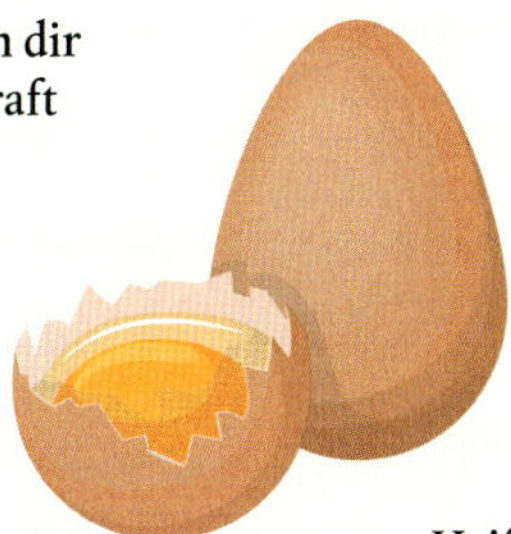
tun deinem
Darm gut
schenken dir
neue Kraft
beugen
Heißhungerattacken vor
helfen gegen
Schlafstörungen

Wie oft man Eier verzehren darf, darüber sind sich die Ernährungswissenschaftler uneins. Empfohlen wird im Durchschnitt ein bis zwei Eier pro Tag. Such dir die Variante aus, die dir am besten gefällt – ob Rührei, Spiegelei, pochiertes Ei oder hart gekochtes Ei. Ich persönlich präferiere ein exaktes Sechs-Minuten-Ei zum Frühstück.

Vorteile von Hülsenfrüchten

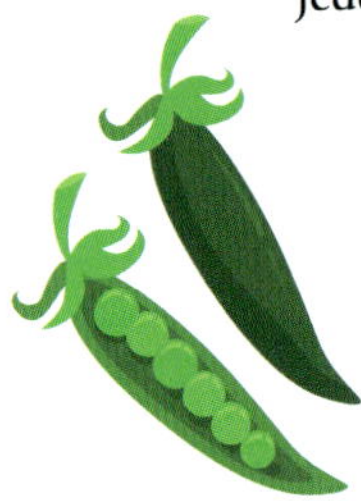

stärken
deine Nerven

enthalten
jede Menge Nährstoffe und
Vitamine

fördern
deine Verdauung

wirken
Depression
entgegen

Hülsenfrüchte

Wie du ja vorhin gelesen hast, spielt das Mikrobiom des Darms eine wichtige Rolle, um die Psyche bei Laune zu halten. Je vielseitiger und größer die Darmbakterien-Familie, desto besser drauf deine Gefühlswelt. Hülsenfrüchte wie grüne Erbsen, Bohnen, Kichererbsen, Lupinen, Sojabohnen und Linsen in allen Farben sind voll von Ballaststoffen, die wiederum die Vermehrung von Darmbakterien fördern und alles da unten so richtig in Schwung bringen.[29] Außerdem besitzen Hülsenfrüchte viel Protein und eine Menge B-Vitamine, vor allem Folsäure. Und jetzt kommt es: Menschen mit Folsäure-Mangel zeigen eher eine psychische Instabilität auf.[30] Da Erbsen, Linsen und Co. von nahezu allen Lebensmitteln die Top-Plätze der Folsäure-Charts belegen, sollten wir sie bis in den Himmel und darüber hinaus loben – und regelmäßig essen.

Gemüse

Zunächst ein kleiner Exkurs: Rund 50 000 Briten wurden zwischen 2009 und 2017 von einem Forscherteam getestet. Sie beantworteten regelmäßig Fragen zu ihrem Wohlbefinden, also zu ihrer eigenen Freude, zum Glücksempfinden, zu Angst, Stress, Sorgen und Niedergeschlagenheit. Gleichzeitig gaben sie an, in welchen Mengen sie Obst und Gemüse aßen. Unter Berücksichtigung von Einflussfaktoren wie Alter, Einkommen, Bildung, Erkrankungen etc. kam die Studie letztendlich zu folgendem Ergebnis: Je häufiger der Obst- und Gemüsekonsum pro Woche und je größer die pro Tag verzehrten Mengen, desto besser waren die Werte für psychisches Befinden und Zufriedenheit der 50 000 britischen Köpfe.[31]

Zwar bekommt man überall und oft zu hören, dass man mehr Gemüse essen sollte. Aber ehrlich gesagt: Es klingt nun mal einfach nicht so lecker, sondern eher öde, langweilig, geschmacksneutral, aufwändig und nach »zu gesund«. Als Kind mochte ich absolut kein Gemüse. Ich pfefferte Salatblätter in die Ecke, schüttete kiloweise Bechamelsoße über den Blumenkohl, damit ich ja nix davon schmecke, und flüchtete, wenn meine Mutter wieder mit gekochten Möhren ankam. Auch ich musste erst einmal meine Pflanzen-Phobie ablegen, indem ich meine Sichtweise änderte. Denn stellt man sich bewusst für eine halbe Stunde in die Gemüseabteilung eines großen Supermarktes, dann gibt es da viel zu entdecken. Diese ungleichen Formen und diese bunten Farben – herrlich. Der ganze Raum voller Lebens-Power. Alles Helferlein, die deiner Psyche nur Gutes tun wollen. Mehr denn je ein Grund, sie allesamt mit nach Hause zu nehmen und herzlich willkommen zu heißen. Wetten, dass … dort mindestens eine ungeahnte Gemüsesorte rumliegt, die du noch nie in deinem Leben verar-

Vorteile von Gemüse

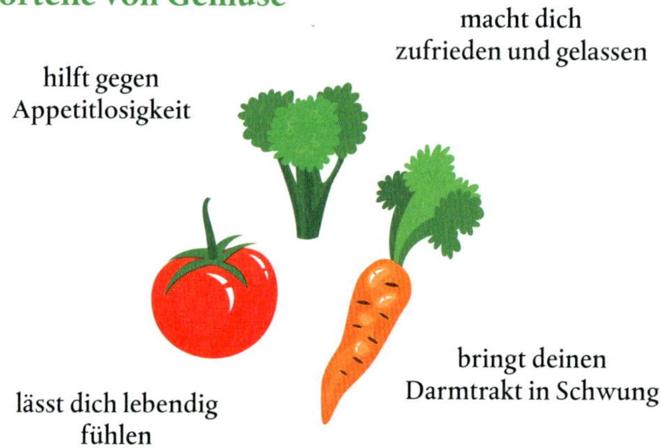
macht dich zufrieden und gelassen
hilft gegen Appetitlosigkeit
bringt deinen Darmtrakt in Schwung
lässt dich lebendig fühlen

beitet oder gegessen hast? Neugierig sein, einpacken, mitnehmen und einfach ausprobieren.

Gemüse enthält so ziemlich alles, was Gehirn und Darm benötigen, um das Wohlbefinden zu steigern. Je mehr pflanzliche Kost in deiner Futterluke landet, desto besser. Dabei hast du die freie Auswahl. Vielleicht solltest du dich nicht gerade jeden Tag auf Brokkoli versteifen, obwohl Brokkoli echt spitzenmäßig ist. Nutze die Vielfältigkeit der vegetarischen Kost und esse vielfältig. Ich könnte dir jetzt einzelne Gemüsesorten aufzählen, die besonders hochwertig sind, aber dann hätte dieses Buch mindestens 2000 Seiten, weil jedes Gemüse seine Vorteile hat. Also halte ich es lieber simpel und allgemein: Gemüse rockt! Am besten schonend gegart, kurz gedünstet oder roh.

Vorteile von Obst

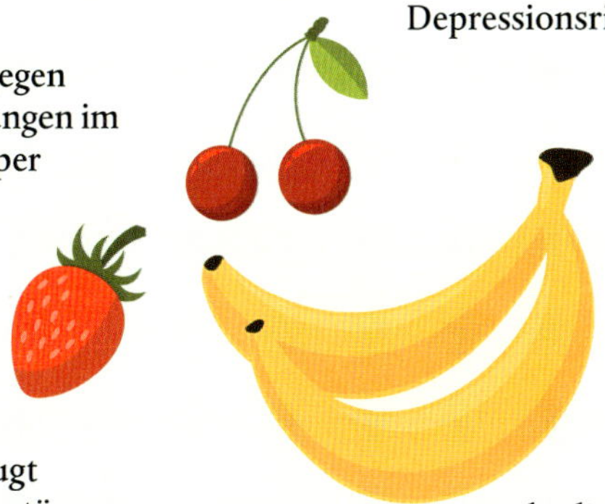
senkt das Depressionsrisiko
hilft gegen Entzündungen im Körper
beugt Verdauungsstörungen vor
macht dich fröhlicher

Obst

Och nö, Obst! Man hört es an jeder Ecke, liest es in jedem Ratgeber und hört es von jedem Ernährungs-Guru. Stimmt's? Was soll ich dazu sagen? Zugegeben, ich bin auch nicht der größte Obst-Esser. Warum das so ist, weiß ich wirklich nicht. Aber ich muss mich manchmal dazu zwingen, einen Apfel zu essen statt einen Riegel Schokolade, oder eine Banane statt ein Käsebrot gegen den kurzfristigen Appetit. Ich bin auch extrem pingelig bei der Auswahl. Viele Sorten schaffen es nicht in meinen Einkaufskorb, obwohl sie regelrecht darum betteln – ich grenze sie rigoros aus. Das ist meinerseits ein bisschen unfair, denn Obst ist ebenso ein Wunder der Natur und einer der besten Krieger gegen unsere Monster im Kopf. Dabei spielt es in erster Linie keine Rolle, welche Sorten du zu dir nimmst, denn Obst ist voll von wertvollen Substanzen, die wunderbar zusammenwirken. Außerdem hat Obst eine positive Wirkung auf deinen Verdauungsapparat. Die enthaltenen Ballaststoffe kurbeln alles so richtig an, damit der Darm mit Freude eine große Party feiern kann. Ergo: Geht es dem Darm gut, geht es auch der Psyche gut. Also, ran ans Obst!

Besonders möchte ich die Werbetrommel für Beeren rühren, denn diese enthalten viele Flavonoide. Zum Beispiel ist die wilde Blaubeere der Kracher. Britische und amerikanische Forscher haben tatsächlich herausgefunden, dass Blaubeeren eine gesunde Gehirnfunktion bei Kindern und Erwachsenen fördern und auch die Stimmungslage verbessern,[32] [33] sogar das Depressionsrisiko senken können.[34] Falls du einen Garten haben solltest, schlage ich dir hiermit ein neues Hobby vor: Das Anpflanzen von Beerenobst. Es ist eigentlich recht simpel, selbst für Menschen, die keinen grünen Daumen haben (so wie ich). Wenn ich morgens aufstehe und in den Garten gehe, um die Erdbeeren für mein Müsli zu pflücken, geht mir das Herz auf. In den beerenlosen Monaten hilft auch der Griff nach TK-Beeren aus dem Supermarkt. Ansonsten würde ich dich gerne dazu animieren, verschiedene Obstsorten einzukaufen, klein zu schnippeln und in eine große Schüssel zu schmeißen. Ein paar Nüsse dazu, ein Klecks Naturjoghurt oder einfach pur – Obstsalat macht glücklich! Wer noch mehr Verführungsideen braucht: Schöne rote Erdbeeren mit Schlagsahne führen zu einem Geschmacksorgasmus!

Haferflocken

Haferflocken sind im Prinzip plattgewalzte Vollkornkörner und somit voller Ballaststoffe. Ballaststoffe wiederum sind kein Ballast, sondern gern gesehene Gäste der Darmbakterien, die vor allem mithilfe von Ballaststoffen fröhlich Buttersäure erzeugen. Und jetzt kommt das Erstaunliche: Im Flemish Gut Project wurden Depressionspatienten und ihre Darmbakterien erforscht. Hier fand man heraus, dass Menschen mit Depression weniger Buttersäure im Darm bildeten als Menschen ohne Depression.[35] Menschen mit einem hohen Anteil an Bakterien, die Buttersäure bilden, stuften ihre Lebensqualität somit auch höher ein als andere. Ergo: Buttersäure ist super! Und Buttersäure wird ausreichend gebildet, wenn wir genug Ballaststoffe zu uns nehmen. Ich habe als Tipp die Haferflocken genannt, weil diese für viele Menschen am bekömmlichsten sind und sich leicht in ein leckeres Frühstücksmüsli einbauen lassen.

Vorteile von Haferflocken

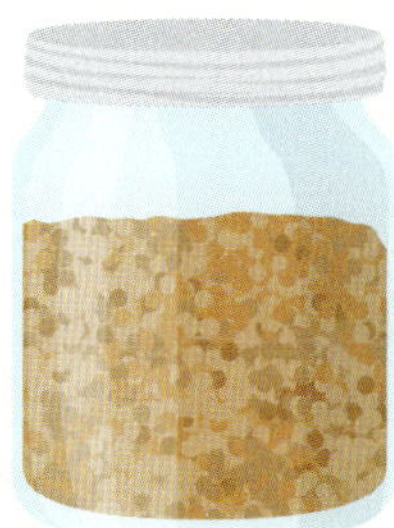
lassen dich besser sehen, riechen und schmecken
wirken angstlösend
fördern deine Lebensqualität
machen dich leistungsfähiger

Nüsse

Wenn du deinen Kopf in Schwung bringen willst und zudem noch Lust hast, dein Leben zu verlängern, dann greife zur Nuss! Wissenschaftler haben unter anderem in der ausgedehnten Predimed-Untersuchung[36] herausgefunden, dass der Verzehr von Nüssen nicht nur einen präventiven Schutzwall gegen Depression bildet, sondern auch dein Leben im Schnitt um zwei Jahre verlängert.[37] Zu wenig Nuss-Nascherei wäre also einer der Top-Gründe, warum Menschen zu früh versterben. Aber zurück zu deinem Kopf: Nüsse sind die gesunden Spitzenreiter, weil sie besonders wertvolle Omega-3-Fettsäuren liefern, die deine Nerven brauchen, um zu funktionieren. Zudem sind Nüsse reich an Magnesium und B-Vitaminen, die für das Gehirn wichtig sind. Mittlerweile weiß man, dass Magnesium eine Schlüsselrolle in der Regulation von Botenstoffen spielt, die die Stimmung beeinflussen.[38] Hast du dich

Vorteile von Nüssen

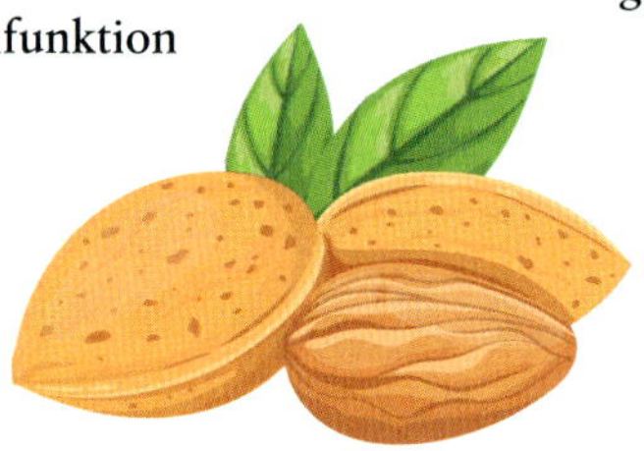
stärken deine Gehirnfunktion
machen gute Laune
verringern Stress
stärken deine Nerven
verbessern deine Darmflora

auch schon mal gefragt, warum die Walnuss aussieht wie ein Gehirn? Zufall oder nicht – jetzt kennst du die Antwort! Wenn du nicht der größte Walnuss-Fan sein solltest, macht das überhaupt nichts. Ob Cashew, Pistazien, Mandeln, Macadamia oder Paranüsse – alles ist erlaubt. Eine Handvoll pro Tag reicht völlig aus, um dein Nervensystem glücklich zu machen. Meine Lieblings-Super-Brain-Kombi: Dunkle Schokolade mit ganzen Haselnüssen!

Olivenöl

Olivenöl ist geradezu ein Wundermittel gegen jegliche Entzündungen in unserem Körper und wird in großen Mengen vor allem in mediterranen Gebieten verzehrt. Zahlreiche wissenschaftliche Beobachter sind sich einig: Olivenöl wirkt gegen sämtliche Erkrankungen wie zum Beispiel Herz- und Gefäßerkrankungen, Schlaganfälle und macht sogar schlank! Zudem wurde in der sogenannten SMILES-Studie die positive Wirkung von Olivenöl auf das Gemüt festgestellt.[39] Und keine Angst vor diesem Fett! Es ist so sympathisch, dass du es nicht mehr aus deinem Körper weglassen möchtest. Esse also reichlich davon, am besten 3 Esslöffel am Tag (in Salatdressing, als Anbratmittel oder einfach mit einem frischen Stück Brot auftunken – köstlich). Nun kommt es aber auch darauf an, welches Olivenöl du in deinen Einkaufskorb tust, denn es gibt darunter viele schwarze Schafe, die sich kontraproduktiv auswirken. Hier meine Grund-Tipps:

- Kaufe ein kalt gepresstes Olivenöl.
- Kaufe eines, wo »extra vergine« oder »nativ extra« draufsteht.
- Die Herkunft und die enthaltenen Olivensorten sollten auf der Flasche angegeben sein.

- Lass dich nicht von Testsiegern und Auszeichnungen auf der Flasche beirren – das sagt gar nichts aus.
- Gutes Olivenöl ist keine Schnäppchenware. Mindestens 10 Euro solltest du für eine 1-Liter-Flasche investieren, alles darunter ist Murks.
- Gutes Olivenöl riecht scharf und bitter und nicht neutral.
- Kaufe das Olivenöl nicht im Discounter, sondern eher in einem großen Supermarkt mit internationaler Feinschmeckerabteilung. Oder mach doch mal eine Olivenöl-Verkostung mit deinen Freunden bei einem Händler!

Vorteile von Olivenöl

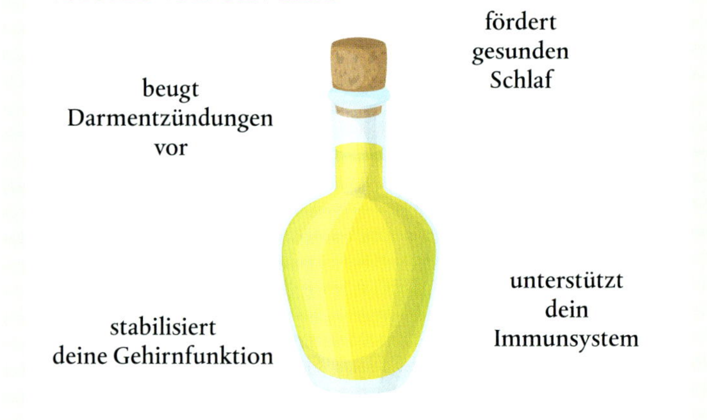

Fermentiertes

Fermentiert heißt nichts anderes als gegärt oder praktisch vorverdaut und weckt vielleicht erst mal ein ekliges Gefühl in uns. Dabei ist das ein ziemlich genialer Prozess: Im Prinzip werden dem Lebensmittel durch das Fermentieren schlechte Bakterien entnommen und gute hinzugefügt. Rohe Zutaten werden dadurch für den Menschenmagen bekömmlicher, und die Nährstoffe bleiben weiterhin erhalten.

Ich kann mich noch genau daran erinnern, als mich meine Oma mit in das Kellergewölbe ihres riesigen Hauses nahm und ihre Lebensmittelvorräte zeigte. Glas an Glas reihte sich Eingelegtes und Fermentiertes aneinander. Mit viel Liebe und Geduld wurde das Gartengemüse präpariert, geschnippelt und behutsam in Einmachgläser haltbar verpackt – für den Fall aller Fälle. Ob meine Oma damals schon wusste, dass sie damit ein Sammelsurium an natürlichen Antidepressiva kreierte, möchte ich nicht beurteilen. Sie hat es ja schließlich von ihrer Mutter gelernt, und meine Ur-Oma wiederum von ihrer Mutter und meine Ur-Ur-Oma wiederum von ihrer Mutter und … Ach, seit mindestens 8000 Jahren existiert das Wissen über die Einsäuerung von Lebensmitteln, um sie haltbarer zu machen. Diese konventionelle Art hat einen Vorteil gegenüber unseren modernen Konservierungsmethoden durch Sterilisatoren: Sie produziert mehr gute Milchsäurebakterien, die genial für unseren Darm sind und diesen auch direkt erreichen. Du erinnerst dich? Je vielfältiger unser Mikrobiom, desto besser fürs Oberstübchen. Nützliche Bakterien, die man sich zuführt, zum Beispiel in Form von fermentierten Lebensmitteln, nennt man »Probiotika«.

Mittlerweile gibt es die unterschiedlichsten Beobachtungen zum Thema Probiotika und antidepressive Wirkung. Auch hier, wie bei so vielen Themengebieten, existieren äußerst widersprüchliche Ergebnisse der verschiedensten Wissenschaftler dieser Welt. Der eine sagt »Ja«, der andere sagt »Nein«, der dritte sagt »Vielleicht«. Und jedes Buch, das ich dazu gelesen habe, erzählt ebenso etwas anderes.

ICH WERDE MEIN ÄNDERN LEBEN

Ich bin bei der Recherche für diesen Abschnitt teilweise durchgedreht und musste öfters Pausen einlegen. Also möchte ich an dieser Stelle meine eigenen Erfahrungen einbringen und kann sagen: Wenn ich regelmäßig fermentierte Produkte zu mir nehme, geht es mir bedeutend besser! Erstens habe ich eine viel bessere Verdauung, und mein Körper fühlt sich nicht so schwer und aufgebläht an. Zweitens: Ich bin psychisch auf Trab, stabiler, entscheidungsfreudiger und fröhlicher. Probiere es also mal aus, ob dir Fermentiertes genauso guttut wie mir. Hier eine Auswahl von fermentierten Produkten: Naturjoghurt, Kefir, Buttermilch, saure Gurken, Sauerkraut (selbst hergestellt!), Tempeh, Misopaste, nicht pasteurisierter Käse (zum Beispiel Parmesan, Gouda, Cheddar, Mozzarella).

Vorteile von Fermentiertem

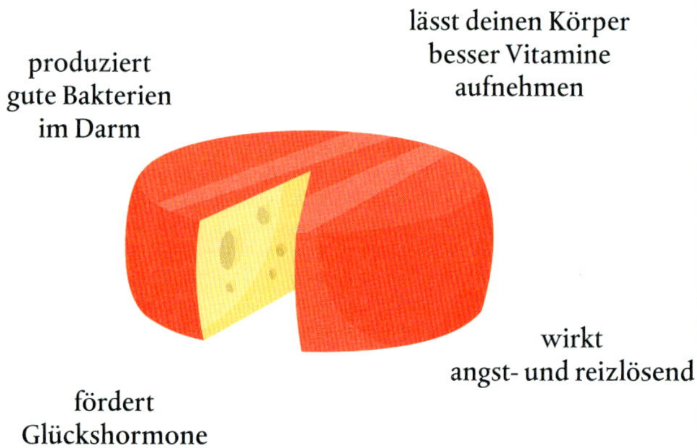

Kräuter und Gewürze

Zugegeben: Bis vor Kurzem habe ich mich selten bis gar nicht mit Kräutern und Gewürzen auseinandergesetzt. Für mich gab es standardmäßig in der Küche Salz, Pfeffer, ab und zu mal ein Currypulver, ein paar Knoblauchzehen, Basilikum, Schnittlauch und Petersilie. Das Übliche eben. Alles andere schien mir zu kompliziert, zu viel, zu unübersichtlich. All diese verschiedenen bunten Kräuterdöschen im Supermarkt verwirrten mich nur, und ich fragte mich, wer denn ernsthaft Muskatblüten, Koriandersaat und Piment in seinen Einkaufswagen legt – erst recht, was man damit überhaupt anstellen kann. Hin und wieder entdeckte ich im Internet ein paar von mir so betitelte »Eso-Tanten«, die mit ihrem Kräuterwissen die ganze Welt heilen wollten oder mir den Anschein machten, manches Kraut sogar zu rauchen ... Wer weiß. Kurzum: Ich hatte einfach gar keine Ahnung und viele Vorurteile. Wie sollten mir auch Fenchel, Brennnessel, Ingwer und Co. bei meiner Depression helfen? Völliger Unfug!

Das erste Kräuter-Date gegen psychische Probleme hatte ich 2012 mit dem Johanniskraut. Mein Hausarzt kam auf diese Idee, nachdem ich mich in meiner tiefsten Depressionsphase trotzdem partout gegen Psychopharmaka weigerte. Ich wollte das nicht – keine Chemiebombe. Ich war noch nie der Typ, der Pillen schluckt, um gesund zu werden. Also brauchte ich eine Alternative. Etwas Pflanzliches, das mich wieder aus dem Loch holt, ohne zahlreiche Nebenwirkungen und ohne dass es meinen Körper zerstört.

Mit einem Rezept lief ich zur Apotheke und besorgte mir hoch dosierte Johanniskraut-Dragees, die für ein paar Monate in meinem Körper landeten. Sie halfen mir tatsächlich dabei, zaghaft wieder ein paar positive Gedanken zuzulassen, damit ich die nächsten wichtigen Schritte im Kampf gegen das Monster im Kopf bewerkstelligen konnte. Auch Tees aus der Passionsblume halfen mir, schlimme Unruhe loszuwerden und besser einzuschlafen. Ob dabei ein Placebo-Effekt mitspielte, war mir egal, Hauptsache, es wirkte.

Vorteile der Passionsblume

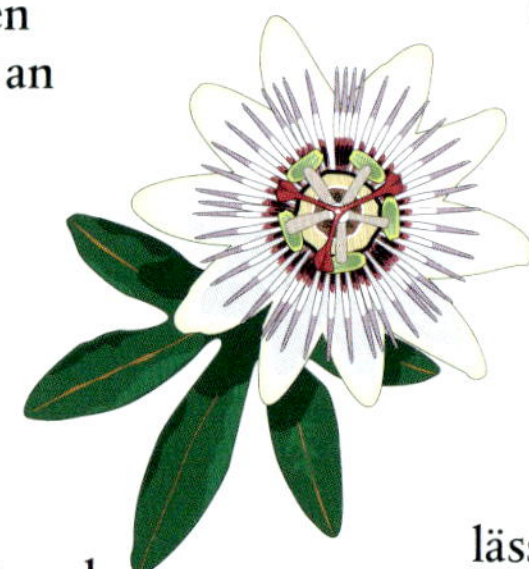
hilft gegen Schlaflosigkeit
regt den Appetit an
beruhigt die Nerven
hilft gegen Stress
hat eine angstlösende Wirkung
lässt sich als Tee, Tropfen oder Tabletten einnehmen

Heute weiß ich, dass es keinesfalls ein Placebo-Effekt war, sondern die reale Wirkung eines Krauts, das auch bei Wissenschaftlern seit Jahren Interesse weckt.[40] Einige Zeit später entdeckte ich in der Talksendung *Nachtcafé* einen sehr besonderen und hochinteressanten Menschen – Sebastian Viellechner, besser bekannt als »Der Kräuterwastl«. Ein weißbärtiger Kräuterpädagoge, der im tiefsten Bayern wohnt und der mit seiner Lebensfreude und seinem Wissen über Pflanzen in dieser Show so unfassbar sympathisch herüberkam, dass meine Ohren jedes Wort von ihm aufsaugten.

Nach ein paar Minuten wusste ich, dass ich dem Kräuterthema mehr Aufmerksamkeit schenken sollte. Wie spannend diese Welt plötzlich für mich geworden war, wie neugierig ich wurde! Also googelte ich, las Bücher und forschte, und mein Gewürzregal in der Küche wurde von Woche zu Woche immer größer. Heute ist die positive Wirkung von Kräutern und Gewürzen auf den Menschen für mich kein Esokram mehr, sondern eine nackte Tatsache. Schließlich zählt die Therapie mit Heilkräutern zu den ältesten Behandlungsmethoden überhaupt. Schon die Indianer konnten mit Pflanzen so manche Beschwerden beseitigen.[41]

Im Zuge meiner Recherchen für dieses Buch wollte ich unbedingt noch mehr über die Wirkung von Pflanzen erfahren, besonders im Hinblick auf die Psyche. Also kontaktierte ich den Kräuterwastl und besuchte ihn Hals über Kopf im tiefsten Bayern, im Mangfalltal. Bei schönstem Wetter zeigte mir der 76-Jährige seinen üppigen Garten, seine Kräuterwerkstatt und ein Stück Naturschutzgebiet, wo er seine stets ausgebuchten Kräuterwanderungen durchführt. Zu 80 Prozent kommen Menschen zu ihm, die bereits erkrankt sind – zunehmend viele an Burn-out und Depression. Nach meinem Besuch beim Kräuterwastl verstehe ich, warum. Es ist die Verbindung mit der Natur, das Ausruhen, das Loslassen und die achtsame Begegnung mit den Pflanzen, die wir um uns herum haben. Dazu ein humorvoller und sehr sensibler Bayer mit einem riesigen Wissensschatz.

Eine für mich neue Erkenntnis ist, dass die gute Laune unter anderem in der Leber wohnt. Ist die Leber krank, geht es der Psyche nicht gut.[42] So, wie es beim Darm der Fall ist. Bitterstoffe und sekundäre Pflanzenstoffe helfen uns dabei, wieder auf Trab zu kommen, erzählte mir der Kräuterwastl. Welches Kraut tut der Psyche gut? Wie wird es verarbeitet? Wie kann ich es in meine Ernährung einbauen? Was macht mich munter? Was hilft gegen Panikattacken? Seine Antworten auf diese und ähnliche Fragen findest du auch auf den nächsten Seiten.

Kräuterwastls Top 10 gegen seelische Tiefs

1. Essbare Blüten

Was vor einigen Jahren überteuert in Feinkostläden oder Sternerestaurants verkauft wurde, wächst eigentlich um uns herum – und das gratis! Blumen können wir nicht nur als Deko verwenden, sondern sollten sie sogar dringend essen. Die darin enthaltenen Flavonoide stärken das Immunsystem und blockieren Entzündungen. Wer einen Garten oder Balkon hat, sollte sich also eine Blumenwiese anlegen. Zahlreiche Blüten findet man auch beim Spaziergang. Diese Blütenblätter kannst du essen: Gänseblümchen, Rosen, Löwenzahn, Stiefmütterchen, Veilchen, Klee, Thymian, Salbei, Kapuzinerkresse und Ringelblume.
Anwendung: zum Salat geben; als Topping auf ein Frischkäsebrot; zwischendurch pur kauen.

2. Löwenzahn

Von der Wurzel bis zur Blüte kann alles verwendet werden. Der weißliche Saft innerhalb des Stiels ist definitiv nicht giftig. Löwenzahn enthält zahlreiche Inhaltsstoffe, unter anderem Vitamine, Mineralstoffe und Inulin, ein Ballaststoff mit präbiotischer Wirkung, der ideal für unseren Darm ist. Löwenzahn wirkt außerdem entgiftend und reinigend. Alles Schlechte, zum Beispiel Reste von Medikamenten und Lebensmittelzusatzstoffen, wird aus unserer Leber und den Nieren gespült. Wenn du also nach dem Verzehr ständig aufs Klo rennen musst, ist das völlig normal.
Anwendung: zum Salat geben; als Tee trinken.

3. Liebstöckel

Als sogenanntes »Maggikraut« verschrien, verdient dieses Kraut unseren Respekt. Wer Liebstöckel verspeist, gibt sich selbst Liebe.

Ein einzigartiger Geschmack, der vor allem unserer Verdauung einen großen Dienst erweist. Die enthaltenen Bitterstoffe kurbeln dort alles so richtig an.
Anwendung: zum Salat geben; als Gewürz zum Kochen verwenden; Liebstöckel-Öl machen (Blätter drei bis vier Wochen in gutes Olivenöl einlegen).

4. Schafgarbe

Ebenso gut für unseren Darmtrakt ist die Schafgarbe. Bereits die alten Kulturvölker schätzten diese Pflanze und setzten sie als Mittel für das leibliche Wohl und bei Verletzungen ein. Der fast unverwundbare mythische Held Achilles gab der Pflanze im Lateinischen seinen Namen, denn dieser lautet: *Achillea millefolium*.
Anwendung: Blätter zum Salat geben; als Tee trinken.
Bonus: Wenn man Schafgarbenblüten in gutes Olivenöl einlegt, hat man ein wunderbares Hautpflegeprodukt. Die eigene Haut zu streicheln und zu pflegen, ist nicht nur eine Methode zur Selbstliebe, sondern wirkt zudem auch stimmungsaufhellend.[43]

5. Brennnessel

Dies ist wohl die berühmteste Wildpflanze. Leider genießt sie zu Unrecht ein schlechtes Image, weil es ziemlich weh tun kann, wenn man ihr nah kommt. Dabei ist die Brennnessel besonders hilfreich für den Menschen – ein wahrer Immunsystem-Booster, der vielseitig eingesetzt werden kann. Die Pflanze enthält Vitamin C und viel Eisen und eignet sich hervorragend als Stärkungs- und Aufbaumittel zur Vermeidung von Infektionen bzw. nach Infektionen. Sie wirkt ebenso entgiftend. Wer also Brennnessel im Garten hat, der sollte sie stehen lassen statt umnieten – dafür sind auch die Schmetterlinge dankbar, die in Brennnesselsträuchern ihre Nistplätze haben.

Anwendung: Einfach ein paar Gartenhandschuhe anziehen und eine Schere mitnehmen, Blätter und Stiele schneiden, mit heißem Wasser aufgießen und als Tee genießen. Man kann die Blätter auch zum Salat geben oder sie als Basis für eine Kräutersuppe verwenden. Für Brennnessel-Öl legt man die Blätter drei bis vier Wochen in gutes Olivenöl ein. Auch die Wurzel kann man verwenden.

6. Melisse

Genau wie Passionsblume ideal, wenn man unter Angstzuständen leidet oder ständige Unruhe in sich trägt. Schon Hildegard von Bingen nutzte Melisse gegen Schlaflosigkeit und negative Gedanken.
Anwendung: als Tee trinken; Melissen-Öl in ein warmes Vollbad geben; Alkoholauszug aus frischen Melissenblättern machen: dazu Blätter mit klarem, 45-prozentigem Alkohol in einem Glas aufgießen und drei bis vier Wochen ziehen lassen, bei Einschlafproblemen ein paar Tropfen mit Wasser verdünnen und trinken.

7. Hopfen

Getrocknete Hopfenblüten helfen ebenfalls gegen Schlaflosigkeit.
Anwendung: Diese musst du nicht essen, sondern einfach in eine Schale auf deinen Nachttisch legen.

8. Pfefferminze

Die Pfefferminze beruhigt sowohl Magen-Darm-Probleme als auch die Nerven. Ebenso wirkt sie durchblutungsfördernd und kann ein gutes Mittel sein, um morgendliche Trägheit zu überwinden. Wie wäre es also mal mit einem Pfefferminztee aus frischen Blättern statt Kaffee?
Anwendung: zum Salat geben; als Gewürz verwenden; als Tee trinken.

9. Knoblauch

Schon vor Jahrtausenden setzte man Knoblauch ein, um die bösen Geister zu vertreiben. Damit waren alle Arten von Krankheiten gemeint. Vor allem im Mittelmeerraum ist Knoblauch als Heilpflanze und als Kochzutat nicht wegzudenken. Die Knolle kann so ziemlich alles: Entzündungen hemmen, Bakterien töten, Durchblutung fördern und Altersfalten minimieren. Allgemein gesagt, stärkt Knoblauch das Immunsystem und ist deswegen so wichtig.

Anwendung: zum Kochen und Würzen verwenden; für Knoblauch-Öl Zehen in gutes Olivenöl einlegen.

10. Chili

Jeder kennt Chilis. Viele verbinden damit jedoch nur die Schärfe, das Gewürz oder das berühmte Chili con Carne. Aber diese Pflanze hat noch viel mehr drauf. Schon vor Jahrtausenden wurden Chilis in Mittel- und Südamerika angebaut und als Heilmittel eingesetzt. Der darin enthaltene Wirkstoff Capsaicin ist für die Schärfe zuständig. Und alles, was scharf ist, hebt unsere Laune. Darüber hinaus enthält Chili viele gute Vitamine. Der sogenannte »Pepper-High-Effekt«, den man beim Verzehren von scharfen Lebensmitteln hat – übrigens auch bei Ingwer, Meerrettich oder Pfeffer –, sorgt dafür, dass Nerven im Körper Schmerzreize erkennen. Der Organismus reagiert darauf mit einer vermehrten Durchblutung und schüttet Endorphine, sogenannte »Glückshormone«, aus.

Anwendung: zum Kochen und Würzen verwenden; für Chili-Öl Schoten in gutes Olivenöl einlegen.

Noch mehr Tipps vom Kräuterwastl

- Alle Kräuterpflanzen erhältst du in getrockneter Form auch in der Apotheke. Manchmal muss man diese vorbestellen.
- Die Vielzahl macht die Wirkung aus. Versteife dich nicht nur auf eine Pflanze, sondern bringe Abwechslung rein und probiere mal hiervon und mal davon.
- Grundsätzlich sind alle pflanzlichen Verdauungshelfer gute Gegner bei psychischen Belastungen. Dazu gehören zum Beispiel Kamille, Kümmel, Fenchel, Lavendel, Rosmarin, Salbei und Ingwer.
- Stelle dir aromatische Pflanzen in die Wohnung oder hänge getrocknete Kräutersträuße auf. Das tut der Seele gut.
- Wenn es uns psychisch schlecht geht, schalten oft auch unsere Sinne den Rückwärtsgang ein. Höchste Zeit, sie wieder in Fahrt zu bringen. Gehe so oft wie möglich bei Tageslicht in die Natur. Halte deine Füße in einen Bach, lege dich auf eine Wiese, schnuppere an Blumen und streichele Pflanzen. Der Wald und die Bäume sind ebenso ideale Anti-Stress-Helfer.

Zusammengefasst

Wie ich anfangs bereits erwähnt habe, spielt eine antientzündliche Ernährung eine große Rolle, wenn wir negative Gedanken auflösen und psychische Stabilität erlangen möchten. Ein besonders spannendes Experiment dazu fand 2017 an der Uni Duisburg statt: Das intakte Immunsystem von zehn psychisch stabilen Menschen wurde künstlich aus dem Ruder gebracht. Danach fand sich im Nervenwasser und auch im Gehirn der Probanden ungewöhnlich viel Zytokin, ein Protein, das unsere Glückshormone im Gehirn bremst und das Gleichgewicht durcheinanderbringt. Je höher die Werte dieses Zytokins waren, desto stärker litten die Probanden an depressiven Symptomen.[44]

Und jetzt kommt ein Professor aus China ins Spiel: Prof. Shuang Bai überprüfte mit seinem Team sämtliche internationale Forschungsergebnisse und testete nochmals aus, wie entzündungshemmende Mittel auf die Psyche von depressiven Patienten einwirken. Das Ergebnis: Die Symptome der Depression waren deutlich schwächer als vorher. Präparate, die als Cholesterinsenker eingesetzt werden, und Omega-3-Fettsäuren entpuppten sich als besonders effektiv.[45]

Den Zusammenhang zwischen Entzündungen im Körper bzw. der Schwächung des Immunsystems und der psychischen Stabilität kann man also nicht mehr von der Hand weisen. Das erleben wir doch Tag für Tag. Sicher lagst du mal in deinem Leben mit einer Grippe im Bett. Und bestimmt hast du dich in dieser Phase nicht nur körperlich schlapp gefühlt, sondern auch seelisch. Ich verehre die ganzheitliche Medizin, die da sagt: Wenn es dem Körper nicht gut geht, geht es auch deinem Geist nicht gut – und umgekehrt.

Nun bin ich nicht gerade ein großer Freund von Tabletten und Co. Ich möchte keine Pillen zu mir nehmen, um mein Immunsystem zu stärken und mögliche Entzündungen im Körper zu lindern. Viel spannender finde ich die Unterstützung von Lebensmitteln, auf die wir ohne großen Aufwand zugreifen können. Einige Top-Helferlein habe ich dir ja oben schon genannt. In der vorderen Umschlagklappe findest du eine Übersicht mit besonders entzündungshemmenden Lebensmitteln, die deinem Immunsystem guttun.[46][47][48][49]

*»Fertigessen
macht dich nur fertig.«*

Die Brainfuck-Kumpels – Nahrungsmittel, die deine Stimmung vermiesen

Ja, es gibt sie wirklich. Nahrungsmittel, die überhaupt nichts Gutes mit dir vorhaben und dir ständig riesige Felsbrocken in den seelischen Ausgeglichenheits-Weg legen. Vielleicht hast du dies bereits bei dir beobachten können. Wie ging es dir nach dem Verputzen einer großen Pizza? Wie hast du dich am nächsten Morgen gefühlt, als du am Abend davor beim Fast-Food-Restaurant gesessen hast? Wie lange konntest du dich noch konzentrieren, nachdem du Chips, Flips oder Sahnetorten in deine Futterluke geschoben hast? Macht dich das Konsumieren von Cola wirklich wach? Oder fühlst du dich danach noch müder und ausgelaugter als zuvor? Und wie geht es eigentlich deinem Magen-Darm-Trakt dabei?

Ich bin mir ziemlich sicher, dass du eine große Beobachtungsgabe besitzt. Vielleicht ist dir dein Gefühl für dich selbst in letzter Zeit etwas abhandengekommen, aber instinktiv weißt du genau, was wirklich gut für dich ist und was nicht. Du bist dein eigener bester Freund.

Um dich ein bisschen zu unterstützen, habe ich mir erlaubt, dir noch mal alle Miesepeter-Nahrungsmittel zusammenzufassen.

Top 1: Zucker

Du hast bereits erfahren, dass Zucker süchtig machen kann. Hier eine kleine Erinnerungsstütze: Menschen, die viel zuckerhaltiges Essen zu sich nehmen und sich dazu entschließen, mal eine Pause einzulegen, haben regelrecht Entzugserscheinungen.[50] Manche bezeichnen Zucker auch als Droge. Dabei sprechen wir von raffiniertem weißem Zucker und von stärkehaltigen Produkten, die ebenso Glukose (Blutzucker) bilden. Oftmals treten die beiden Übeltäter in Kombination auf, zum Beispiel in Keksen, Kuchen, süßem Müsli und Weißbrot. Die Einnahme von Zucker fühlt sich erst mal richtig toll an, weil dies deine Glückshormone nach oben sausen lässt. Und dann willst du mehr davon. Und noch ein Keks. Und noch ein Riegel von der Tafel Schokolade. Und noch ein zweites Stück Torte. Und jeden Tag Cola. Hmm, lecker!

Leider tappst du dabei in eine Falle: Um das ganze Zuckerzeug verarbeiten zu können, befindet sich dein Körper deswegen im Superdauerstress. Der Insulinspiegel schnellt nach oben, dein Blutzucker fällt recht schnell auf einen alarmierend niedrigen Wert, dein Körper schüttet übermäßig das Stresshormon Cortisol aus – psychische und körperliche Ausgeglichenheit kannst du dann definitiv vergessen!

Abgesehen davon, dass sich Zucker in Fettpölsterchen umwandeln, die man gar nicht haben will, wirst du schnell müde und träge, und deine Laune ist auch nicht gerade vom Feinsten. Oftmals fühlt man sich angespannt, wird aggressiv und empfindlich.[51] [52] Ergo: Die Regulation deines Zuckerkonsums reguliert auch deinen Gemütszustand. Daher habe ich ein paar Hinweise für dich:

- Versuche, den weißen raffinierten Zucker in deiner Ernährung zu minimieren. Nichts spricht gegen ein Stück Torte von der Oma, ein Spaghetti-Eis an einem Sommertag oder eine Mousse-au-chocolat-Verführung bei einem Restaurantbesuch – das »ab und zu« ist entscheidend! Keine Sorge: Ein täglicher Teelöffel Zucker im Kaffee ist ebenso vollkommen legitim.

- Schaue beim Einkaufen auf die Verpackung. Viele Nahrungsmittel beinhalten Zucker als Geschmacksverstärker. Selbst manche Bio-Tomatensoße enthält zusätzlichen Zucker. Im Prinzip hilft nur ein Prinzip: Kaufe natürliche, unverpackte Lebensmittel. Das ist der ideale Fluchtweg vor industriellem Zucker.
- Besonders üble Zuckerbomben sind Softgetränke, auch Fruchtsäfte. Versuchs lieber mit Wasser und Tee. Ja, laaangweilig ... Ich weiß. An dieser Stelle verrate ich dir aber gerne einen Trick von mir, um Getränke »aufzupimpen«: Entweder schneidest du dir ins Wasser ein paar Zitronen-, Limetten- und/oder Orangenscheiben (Bio-Qualität) oder aber du gehst in die Teeabteilung eines Supermarktes, suchst dir einen leckeren Fruchtgeschmack (zum Beispiel Spanische Orange, Persischer Granatapfel oder Pfirsich) und brühst eine ganze Kanne mit ein paar Teebeuteln auf. Gekühlt hast du damit deinen eigenen, gesunden Eistee für heiße Sommertage.
- Über negative oder positive Auswirkungen von Süßstoff streiten sich die Experten. Man kann vielleicht sagen: Süßstoff ist unnötig, aber auch nicht besonders schädlich.[53]
- Keine Angst vor Fruchtzucker! Genieße dein Lieblingsobst – besser die ganze Frucht statt Smoothies.
- Gesunde Zuckeralternativen zum Süßen beim Kuchenbacken, für Desserts oder sonstige Gerichte sind Honig, reife Bananen, Apfelmus, Reissirup, Dattelsirup und Ahornsirup. Keine Sorge, du musst nicht auf Süßes verzichten. Im Rezeptteil findest du einige Süßkram-Schweinereien ohne raffinierten Zucker.

Lebensmittel mit viel Zucker

- Softdrinks (Cola, Pepsi, Limo, Sprite etc.)
- Fruchtsäfte
- Wasser mit Geschmack
- Fertigsuppen, »Dosenfutter« (Ravioli etc.)
- Fertigsoßen (z. B. Ketchup, Salatdressings)
- Süßwaren, Gebäck
- alkoholische Getränke
- Fruchtjoghurts
- Müsli, Frühstückscerealien

Top 2: Weißmehl

Unser Körper wandelt Weißmehl sehr schnell in Zucker um. Der Insulin- und Blutzucker-Effekt – wie oben beim Zuckerkapitel beschrieben – tritt also auch auf, wenn du Baguette, Kekse, Tiefkühlpizzen oder den Kuchen deiner Tante verputzt. Das darin enthaltene Gluten kann ebenso süchtig machen. Vielleicht kennst du das Gefühl, wenn du Heißhunger auf Pasta, Weißbrot oder Pizza hast. Ähnlich wie beim Zucker wird dich das nur für einen kurzen Moment befriedigen. Denn seien wir mal ehrlich: Wie fühlst du dich nach einem großen Teller Nudeln oder nach einem Burger? Vollgefuttert, schwer, müde, unkonzentriert. Der Elan geht flöten, Emotionen werden wieder aufgewühlt und dein Darm brummelt und brodelt und meckert vor sich hin. Das macht echt nicht lustig!

Weißmehl wird aus Weizenkorn hergestellt. Manche, auch solche, die ihn essen, vertragen eigentlich gar keinen Weizen. Auch keinen Roggen, keinen Hafer und keine Gerste. Das darin enthaltene Gluten mag der menschliche Darm nämlich nicht so gerne.

Es können Magen-Darm-Erkrankungen auftreten, die wiederum zu seelischem Stress führen. Das Gluten kann den Darm so sehr reizen, dass gute Nährstoffe aus Lebensmitteln gar nicht so richtig aufgenommen werden können.[54] In Folge entstehen möglicherweise eine Depression und andere psychische Probleme.[55] Wichtig zu wissen: Es gibt Menschen, die eine Glutenunverträglichkeit haben, und es gibt Menschen, die eine Weizenallergie haben. Ergo: Wenn dir dein Arzt keine Glutenunverträglichkeit diagnostizieren kann, kann es trotzdem sein, dass sich dein Körper rigoros gegen Weizenprodukte wehrt.

Jetzt fragst du dich sicher: »Ja, aber – früher haben doch die Menschen auch so viel Brot, Nudeln und Co. gegessen.« Das ist soweit richtig. Aber früher war die Qualität des Weizens auch eine ganz andere. Um alles effizienter und finanziell attraktiver zu machen, wurde die Züchtung des Weizens verändert und das Tempo der Verarbeitung erhöht. Weizen ist zu einem Hochleistungsgetreide geworden. Das modernisierte Produkt enthält viel mehr entzündungsfördernde Stoffe, die sich mit Unterleibsschmerzen und Co. bemerkbar machen können.[56] Von einem natürlichen Produkt kann also hier wirklich nicht mehr die Rede sein.

Mittlerweile existieren viele internationale Studien zum Thema Weizen und Gluten, die sich gegenseitig widersprechen. Grundsätzlich sollte man Weizenprodukte nicht vollkommen verteufeln, denn ein ganzes Getreidekorn will dir ja nichts Böses – wenn es denn auch als Ganzes gegessen wird. Ein volles Korn enthält nämlich gute Nährstoffe und Ballaststoffe, die deinen Darm in Bewegung bringen. In einfachen Weißmehlprodukten sind diese kaum drin.

Wenn du also deiner Psyche etwas Gutes tun willst, habe ich einen simplen Tipp für dich: Füge deinem Körper das ganze Korn zu, mit all seinen tollen und hilfreichen Inhaltsstoffen. Vernasche also Vollkornprodukte. Mittlerweile gibt es Pizza, Pasta, Brot, Blätterteig, Kuchen, Torten und vieles mehr als Vollkornvariante. Aber Vorsicht: Da, wo Vollkorn draufsteht, ist nicht immer Vollkorn drin. Auch hier hilft das Lesen der Zutatenliste, ein vertrauensvoller Bäcker – oder das Selbstbacken.

Top 3: Schlechte Fette

Bist du auch etwas überfordert, wenn du vor dem Ölregal im Supermarkt stehst? Es gibt mittlerweile so viel Auswahl und die unterschiedlichsten Ausführungen. Von A wie Avocado- bis Z wie Zitronenöl. Und die hitzige Diskussion, ob nun Margarine oder Butter die bessere Wahl sei, führt nach wie vor zu manch Streitereien in Familien und Freundeskreisen. Eigentlich blickt man hier auch nicht mehr ganz durch. Deswegen möchte ich für dich (und für mich) diesen Abschnitt so einfach wie möglich gestalten und es simpel herunterbrechen – fokussiert auf das Gute für unsere Psyche.

Wie ich bereits erwähnt habe, ist unser Gehirn ein äußerst fettiges Organ. Es braucht Fett, um funktionieren zu können und um gesund zu bleiben. Bei Fett müssen wir, wie bei einem Actionfilm, zwischen Gut und Böse unterscheiden. Die Zufuhr von guten Fetten verhindert Entzündungen im Körper. Die Zufuhr von schlechten Fetten fördert sie. Entzündungen bieten großes Potenzial für die Entwicklung von etlichen Krankheiten, unter anderem auch Depression.[57]

Omega 6, Omega 3, gesättigt, ungesättigt, einfach ungesättigt, mehrfach ungesättigt, Transfette – dies sind die Hauptbegriffe, die man oftmals im Zusammenhang mit Fetten liest.

Eigentlich solltest du dir nur Folgendes merken:

- Transfette = böse! Sie machen nicht nur krank, sondern auch wirklich fett.[58] Transfette finden sich meist in Fertigprodukten wie TK-Pommes, TK-Kroketten, TK-Pizzen, Kartoffelchips und Flips, Industriegebäck wie eingepackte Kuchen, Kekse, Donuts und das beliebte Croissant. Aber auch in Wurstwaren.
- Was die Öle betrifft, bist du auf der absolut sicheren Seite, wenn du dir ein richtig gutes Olivenöl zulegst. Woran du ein gutes Olivenöl erkennst, habe ich dir ja bereits beschrieben. Olivenöl kannst du auch zum Anbraten verwenden, vorausgesetzt, du überhitzt es nicht. Lieber schonend garen und Zeit lassen.
- Ebenso auf der sicheren Seite bist du mit gutem, kalt gepresstem und nativem Rapsöl, Walnussöl und Leinöl.
- Die anderen beliebten Sorten wie Sonnenblumenöl, Traubenkernöl, Distelöl, Maiskeimöl und Kürbiskernöl solltest du eher in Maßen zu dir nehmen oder besser ganz meiden. Diese enthalten zu viele Omega-6-Fettsäuren, die der Funktion deines Gehirns schaden und Entzündungen auslösen können.[59]
- Möglichst die Finger lassen von Palmöl! Lebensmittel, die Palmöl beinhalten, verstärken das Diabetesrisiko und somit auch Entzündungen im Körper.[60] Dieses ist zum Beispiel noch in Nutella und anderen Schokocremes enthalten sowie in einigen Margarine-Produkten, Süßigkeiten, Babynahrung, Tütensuppen und sonstigen Fertiggerichten (Zutatenliste lesen). Bei www.umweltblick.de findest du einen Einkaufsführer mit Produkten ohne Palmöl.
- Lieber Butter statt Margarine verwenden. Margarine enthält oft noch Zusatzstoffe und ist ein verarbeitetes Produkt. Auch hier sollte der Fokus auf Natürlichkeit statt Chemielabor gesetzt werden, damit du jegliche entzündungsfördernde Stoffe im Körper vermeidest.

Top 4: Diät- und Light-Produkte

Falls du Light-Produkte – egal, ob in fester oder flüssiger Form – in deinen Regalen oder im Kühlschrank stehen hast, habe ich hier eine grandiose Tagesaufgabe für dich: Hole eine große Mülltüte aus dem Schrank, wirf alle Light-Produkte rein und befördere sie sofort in die Tonne! Für die Zukunft rettest du damit nicht nur dein Sparschwein (Diät- und Light-Produkte sind meistens teurer), sondern auch noch deine Gesundheit. Solcher »Diätkost« mangelt es nicht nur an wichtigen Nährstoffen, sondern sie hat meist genauso viel (oder sogar mehr) Kalorien wie die Nicht-Light-Produkte. Fett wird zwar reduziert, dafür aber häufig durch viel Zucker und ungesunde Zusatzstoffe ersetzt. Übrigens wurde wissenschaftlich nachgewiesen, dass viele Light-Produkte dicker machen, da die beinhalteten Süßstoffe und Geschmacksverstärker deinen Appetit sogar steigern.[61] Diätware vermiest also nicht nur deine Laune, sondern macht dich zusätzlich korpulenter. Sozusagen eine paradoxe Verarsche. Also weg damit!

Top 5: Industriell verarbeitete Nahrungsmittel

Fertiggerichte, Tütensuppen, Fast Food, TK-Kroketten, Chips, abgepackter Kuchen oder TK-Pizza … Ach, es gibt so viele Dinge, auf die man einfach mal (oder öfters) Bock hat und die so verdammt lecker schmecken. Zudem ist die Zubereitung kein Hexenwerk, die Küche bleibt relativ sauber, und man muss sich nicht besonders anstrengen. Der Kochlöffel darf in der Schublade bleiben und der Ranzen wird trotzdem gesättigt. Beim Fernsehen ungesundes Zeug knabbern macht ja sowieso ziemlich viel Spaß. Und die Fahrt zur Fast-Food-Kette lieben nicht nur Kinder. Diese Bequemlichkeit ist einfach herrlich. Allerdings ist das dem Brainfuck relativ egal, denn der hat in diesen Momenten sehr leichtes Spiel. Das Austoben der negativen Gedanken in deinem Kopf beginnt.

Industriell verarbeitete Nahrungsmittel beinhalten meist künstliche Zusatz- und Aromastoffe, Zucker sowie Geschmacksverstärker. Also: pure Chemie! Isst du Lebensmittel, die diesen Mist beinhalten, fügst du deinem Körper viel Gift zu, Entzündungen entstehen, dein Darm dreht durch, dein Gehirn findet das mehr als blöd etc. pp. – du kennst das ja bereits. Industriefutter futtern ist so, als ob du einen Eimer Farbe trinken oder Plastik-Hack essen würdest. Absolut bäh! Solche Zusatzstoffe belasten dein Nervensystem enorm. Während und kurz nach dem Verspeisen findest du das vielleicht noch ganz lecker und gut, aber der Hammerschlag kommt unmittelbar. Du wirst müde, träge, nervös, unkonzentriert bis hin zu aggressiv. Solltest du ein regelmäßiger Esser von Fertigessen sein, dann könnte auch deine psychische Verfassung sehr darunter leiden. Das Depressionsrisiko steigt.[62]

Was kannst du also tun? Ganz einfach: Echtes Essen essen! Mach um die ganzen goldenen M's und Königs-Burger-Häuser des Öfteren einen großen Bogen, lass den Pizzalieferanten mal woanders hinfahren und achte beim Einkauf auf die Versprechungen, die dir gemacht werden. Lebensmittel, die mit den Verkaufsargumenten »Ohne Zusatzstoffe«, »Ohne Farbstoffe« oder »Ohne künstliche Aromen« gekennzeichnet sind, enthalten meist dennoch genau diese Stoffe. Fällt dir was auf? Du wirst hier schon wieder verarscht!

Eine weitere einfache Faustregel hilft dir, um den großen Lügen der Lebensmittelindustrie zu entgehen. Ich wiederhole mich gerne: Lies immer die Zutatenliste auf den Verpackungen. Je weniger Zutaten auf der Zutatenliste stehen, desto geringer ist die Verarbeitung dieses Produkts und desto naturbelassener ist es folglich auch. Produkte mit mehr als fünf Inhaltsstoffen kann man meistens nicht mehr als »natürlich« bezeichnen. Dagegen sind frische Nahrungsmittel völlig unbedenklich: Kaufst du eine Kartoffel, ist auch nur Kartoffel drin. Kaufst du eine Banane, ist auch nur Banane drin. Auch abgepacktes TK-Gemüse ist sehr zu empfehlen. Es enthält meist genauso viel oder sogar mehr Nährstoffe als frisches Gemüse, da es direkt nach der Ernte schockgefrostet und auf diese Weise der hohe Vitamin- und Mineralstoffgehalt bewahrt wird.[63] Ergo: Lebensmittel ohne lange Zutatenliste und ohne Verpackung sind das Beste, was du deinem Körper zugutekommen lassen kannst. Das wusste bereits meine Oma – und die wurde gesunde 93 Jahre alt.

Nachteile von Fast Food

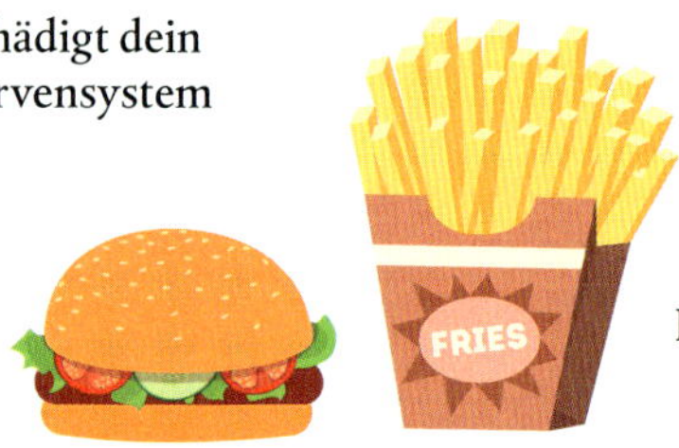
fördert seelischen Stress
schädigt dein Nervensystem
FRIES
fördert Depression
zerstört deine Darmflora
fördert Entzündungen im Körper
macht dich schlapp, nervös und aggressiv

Top 6: Nichts essen

Wenn die Psyche aus dem Gleichgewicht gerät, gibt es häufig zwei Esstypen: Die Frust- bzw. Viel-Esser und die Gar-nix-Esser. Probleme und negative Gedanken können auf den Magen schlagen, die Folge ist null Appetit. Gar nichts zu essen führt vielleicht zu einem großartigen (und ungesunden) Abnehmerfolg, aber stresst gleichzeitig deinen Körper enorm. Gerade in den seelischen Tiefphasen braucht dein Gehirn Energie, um funktionieren zu können. Es braucht Nährstoffe und Vitamine, damit du lebendig bist und bleibst. Ergo: Wenn du nichts isst, wird dein Motor nicht angekurbelt. Du wirst schwächer, ängstlicher, launischer, unkonzentrierter, reizbarer, kranker, trauriger – das ganze Programm. Ebenso absoluter Mist ist es, diätisch-akribisch kalorienarm und fettarm zu essen. Das ist der Stimmungskiller schlechthin.

Ich kann es total nachvollziehen, wenn man aufgrund von seelischen Tiefs nichts herunterbekommt. Diese Phasen hatte ich teilweise auch. Hilfreich ist es, wenn man Lebensmittel dann verstärkt als Medizin betrachtet. Sozusagen essbare Pillen, die dich unterstützen, wieder nach oben zu kommen. Dabei ist es zunächst nicht wichtig, wie groß die Essensportionen sind. Zaghaft anfangen genügt. Nur ein kleiner Bissen. Vielleicht von einem leckeren Vollkorn-Käsebrötchen. Oder ein Löffelchen Joghurt, eine Banane oder ein Stück dunkle Schokolade. Oder vielleicht doch etwas mehr? Deine Psyche wird es dir von Herzen danken!

»Trinken ist das Lachen der Seele.«

Flüssige Nervennahrung

Der menschliche Körper ist ein unvergleichliches Wunderwerk – leider vergessen wir das viel zu oft. Völlig selbstverständlich und rund um die Uhr arbeiten die Organe, das Nervensystem und der Blutkreislauf miteinander. Unsere Sinne lassen uns viel Schönes und Schlechtes erleben, damit wir Erfahrungen sammeln dürfen. Die Hormone übermitteln, wie ein hastiger Laufbursche, zahlreiche Informationen und steuern wichtige interne Körpervorgänge. Und unsere Gefühlswelt, die sich sowohl oben (Gehirn) als auch unten (Darm) befindet, hat auch noch ein Wörtchen mitzureden. Wie ein Uhrwerk knattert und rattert es Tag für Tag und Nacht für Nacht in uns.

Um diesen Prozess in Schwung halten zu können, benötigt der Körper unsere ständige Hilfe, indem wir ihm gute Nährstoffe über das Essen zuführen. Darüber weißt du ja bereits Bescheid. Damit die vielen Vitamine und Nährstoffe zu den Körperzellen gelangen, brauchen sie jetzt nur noch eines: Ein Taxi, das sie dorthin bringt. Kurzum: Flüssigkeit.

Spüle deine negativen Gedanken aus

Stelle dir eine Monsterwelle vor, die alles zerstört, klein macht, mitreißt und wegschwemmt. Zugegeben, es ist erst mal ein beängstigendes Bild, aber an dieser Stelle sollten wir die Monsterwelle äußerst positiv betrachten. Denn nichts anderes macht Flüssigkeit mit den Speisen, die wir aufnehmen: Sie löst Nahrungsbestandteile, Vitamine und Mineralstoffe aus dem Essensbrei, zerhackt ihn in Miniportionen und spült die Nährstoffe an die Körperzellen. Die Körperzellen sind zufrieden, der Organismus auch, das Uhrwerk läuft auf Hochtouren. Du lebst!

In einer von der Techniker Krankenkasse durchgeführten Trinkstudie aus dem Jahr 2019 wurde festgestellt, dass Wenigtrinker erhebliche Gesundheitsbeschwerden haben können, unter anderem auch Erschöpfung, Konzentrationsstörungen und Depression.[64] Ebenso erschreckend ist die Tatsache, dass 45 Prozent der Befragten das Trinken aufgrund von Stress und Hektik im Alltag vergessen. Im Jahr 2010 waren es im Vergleich dazu nur 10 Prozent. Besonders beim Arbeiten versäumen es viele Menschen, zu trinken. Gehörst du auch dazu?

Wenn der Körper zu wenig Flüssigkeit bekommt, spricht man auch von Dehydration. Dabei gibt es verschiedene Dehydrations-Arten, die bis zum Koma führen können. Aber so weit wollen wir es ja nicht kommen lassen. Dennoch: Schon alleine, wenn du Durst verspürst, sich deine Haut und deine Schleimhäute trocken anfühlen und dein Urin sehr dunkel ist, spricht man von einer leichten Dehydration. Das ist kein Grund zur Panik, aber ein Hinweis darauf, dass du ein bisschen mehr trinken solltest. Schließlich kann schon eine leichte Dehydration zu Stimmungsschwankungen, Schläfrigkeit und einer erheblichen Beeinträchtigung des Wohlbefindens führen – sowohl bei Erwachsenen als auch bei

Kindern.[65] Du kannst also als Kapitän deines Körpers den Gemüts- und Gesundheitszustand selbst am besten steuern, indem du eineinhalb bis zweieinhalb Liter Flüssigkeit pro Tag (dies ist ein empfohlener Richtwert) zu dir nimmst und somit das Nährstoffschiff durch die Monsterwelle gleiten lässt. Dein Körper wird dir sehr dankbar sein.

Aber was kannst du trinken? Ganz einfach. Unser Körper besteht zu 75 Prozent aus Wasser, ergo ist Wasser das Allerbeste, das du ihm zuführen kannst. Apropos: Das beste Wasser ist das Leitungswasser. Es ist nicht nur günstig, sondern in Deutschland völlig unbedenklich. Ich kaufe seit Jahren kein Wasser aus dem Supermarkt mehr und spare somit viel Geld. Und auch die Schlepperei von schweren Getränkekisten fällt weg. Alles, was du brauchst, kommt aus dem Hahn. Erfrischendes Blubberwasser erzeugt man ganz einfach mit einem Wassersprudler.

Wenn du zu den Softdrink-Liebhabern gehörst, bekommst du in diesem Moment möglicherweise Schnappatmung. Ich kann dich gut verstehen, denn ab und zu mal eine eiskalte Dose Limo zu süffeln, ist schon verdammt toll. Aber ist das wirklich gut? Solange es in Maßen geschieht, ist es absolut unschädlich für Körper und Gehirn. Wenn du das aber täglich machst, kann das Ganze nach hinten losgehen. Softdrinks bestehen meist aus Zucker, und was Zucker mit uns anstellen kann, weißt du ja bereits aus dem vorherigen Kapitel »Die Brainfuck-Kumpels«. Auch hier lohnt es sich, beim Einkauf immer auf die Zutatenliste zu schauen. Viele von diesen neumodischen Lifestyle-, Light-, Sport-, Frucht- und Teegetränken mit versprochenem Gesundheitsfaktor enthalten dennoch viel Zucker und andere chemische Keulen. Lass dich auch hier nicht veräppeln!

Ich habe viel bessere Alternativen für dich, die du ganz einfach in deinen Alltag einbauen kannst:

- »Aufgepimptes« Wasser: frische Zitronen-, Limetten- oder Orangenscheiben in Bio-Qualität ins Wasser schmeißen
- verschiedene Teesorten ausprobieren, heiß oder kalt, bei Bedarf mit Honig süßen
- selbstgemachte Fruchtsäfte: dazu einfach dein Lieblingsobst durch den Mixer oder Entsafter jagen

Wasser statt Softgetränke

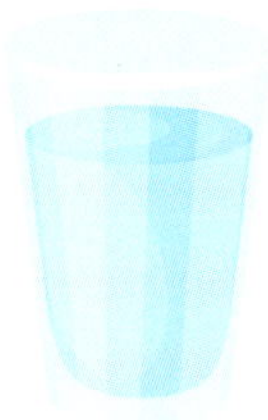

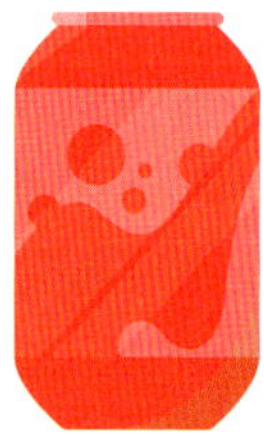

fördert die Konzentration	fördert Depression
macht schlau	macht aggressiv
gibt Energie	macht müde
verringert Stress	verringert die Gedächtnisleistung
stärkt die Nerven	verringert die Aufmerksamkeit
fördert positive Stimmung	lässt das Gehirn schrumpfen
macht wach	stört den Magen-Darm-Trakt
sorgt für eine gute Verdauung	

Was denn nun: Kaffee oder Tee?

Kaffee hat's in sich

Im Kaffeereport 2020 eines großen Kaffee-Konzerns entdeckt man vielerlei Statistiken und spannende Zahlen: Rund 5000 kaffeetrinkende Deutsche wurden befragt, unter anderem, zu welchem Lebensmittel sie greifen würden, wenn es ihnen schlecht geht. Knapp 54 Prozent aller Befragten nannten Kaffee. Nur zwölf Prozent essen bei Stimmungstiefs Süßkram und Chips.[66] Offensichtlich ist das Kaffeetrinken ein beliebter Anti-Stress-Freund, ein Notfallhelfer für die Psyche oder einfach nur eine Gewohnheit.

Kaffeetrinken hat ja auch, wie ich finde, etwas Positives. Welche Begriffe fallen dir denn spontan in Verbindung mit Kaffeetrinken ein? Vielleicht Geselligkeit, Freundschaft und Pausen? Okay, manch einer braucht den morgendlichen Kaffee, damit er überhaupt wieder auf zwei Beinen stehen und denken kann. Andere trinken ihn, um einen besonders guten Stuhlgang zu haben. Und beim guten alten Kaffeeklatsch erfährt man die neuesten Sensationen, Intrigen, Gerüchte und Dramen aus dem Freundes- und Familienkreis. Dazu ein Stück Torte … hmmm!

Ob es den oben erwähnten 54 Prozent wieder besser ging, nachdem sie Kaffee getrunken hatten, sagt der Report leider nicht. Doch in China wollten ein paar fleißige Forscher wissen, ob es einen Zusammenhang zwischen Kaffee- bzw. Koffeinkonsum und Depression gibt. Dazu werteten sie eine Vielzahl von internationalen Studien aus und fassten diese mit folgendem klarem Ergebnis zusammen: Die Einnahme von Kaffee und Koffein senkt das Depressionsrisiko.[67]

Die Frage lautet nun: Ist es der Kaffee oder das darin enthaltene

Koffein? Ebenso erforscht wurde bereits, dass Koffein tatsächlich bei chronischem Stress helfen kann, depressive Symptome lindert und das Gedächtnis auf Vordermann bringt.[68] Es stimuliert sozusagen das Gemüt und kann dabei helfen, sich wieder besser zu fühlen. Da sich in Kaffee nun mal der höchste Anteil an Koffein befindet, kann man unterm Strich sagen: Ja, Kaffee ist ein guter Stimmungsaufheller. Darüber hinaus schützt er auch vor anderen Erkrankungen. Diese positive Erkenntnis gilt in erster Linie für den Filterkaffee, den man aber jetzt nicht literweise in sich reinkippen sollte. Ab sechs Tassen wird es nämlich kritisch, darunter ist es unbedenklich.[69]

Begibt man sich nun auf die Suche nach anderen koffeinhaltigen Lebensmitteln, stößt man recht schnell auf Brainfuck-Förderer wie Cola und Energy Drinks. Diese enthalten zwar enorm viel Koffein, aber dafür auch enorm viel Zucker und andere Stoffe, die du wirklich nicht in deinem Körper haben willst und die dich im Endeffekt noch mehr runterziehen.

Ich habe eine viel bessere Alternative für dich: Iss Schokolade! Ja, du darfst! Eine sehr gute Koffeinquelle findet sich nämlich im Kakao, ganz besonders in Zartbitterschokolade. Je dunkler die Schokolade, desto besser für dein Gemüt. Und jetzt folgt noch mein Supertipp für ein Knaller-Kombi-Aroma: Solltest du eine Filterkaffeemaschine besitzen, dann gib einfach einen Teelöffel gutes Kakaopulver (Bio-Qualität) zum gemahlenen Kaffee in den Filter dazu. Anschalten, durchlaufen lassen, genießen. Du wirst es lieben!

Tee ist ein Tausendsassa

Eine weitere gute Koffeinquelle ist der Tee, und den schauen wir uns jetzt mal genauer an. Überall und oft hört man die Predigt, dass Tee gesünder sei als Kaffee. Nun haben wir ja festgestellt, dass Kaffee gar kein so doller Bösewicht ist – im Gegenteil. Und der Tee? Dafür müsste man erst mal die über 3000 verschiedenen Teesorten, die es auf der Welt gibt, auf ihre einzelnen Bestandteile hin untersuchen und die psychischen Wirkungsfaktoren erforschen, um eine faire Aussage treffen zu können. Mir ist nicht bekannt, dass das schon jemand gemacht hat, also nicht mit jeder einzelnen Teesorte, die wir im Supermarkt oder beim Teehändler finden. Das ist aber letztendlich auch nicht das Entscheidende.

Wenn man es genau nimmt, dann ist Tee nur das Getränk, das aus der Teepflanze (*Camellia sinensis*) hergestellt wird. Dazu gehört Weißer Tee, Grüner Tee, Gelber Tee, Oolong, Schwarzer Tee, Pu Erh und Matcha. Diese Teesorten unterscheiden sich in der Herstellungs- und Verarbeitungsmethode, aber natürlich auch in der Zubereitung und im Geschmack. Ich möchte nachfolgend nun auf das Wesentliche zurückkommen bzw. auf das, was mich und dich brennend interessiert: Ist Tee wirksam gegen psychische Instabilität? Die Antwort ist: Ja! Es wurden bereits international spannende Experimente dazu durchgeführt. In einem Krankenhaus im Iran zum Beispiel gab man ausgebrannten und gestressten Krankenschwestern regelmäßig grünen Tee zu trinken. Dieser erhöhte bei den Damen nachweislich die psychische Gesundheit, verminderte Ängste, verbesserte den Schlaf und verringerte Depressionssymptome.[70]

Ganz allgemein gesagt, ruft der Tee aufgrund einer Reihe von Mechanismen und Inhaltsstoffen eine antidepressive Wirkung hervor. Dabei kann man nicht klar sagen, ob Grüner, Schwarzer, Gelber oder Weißer Tee der bessere ist. Jede dieser Teesorten hat ihre ganz bestimmten Vorteile. Weißer Tee hilft beispielsweise besonders gut gegen Stress und Depression. Grüner Tee hingegen wirkt äußerst antientzündlich, ebenso Schwarzer Tee. Hier ist also Abwechslung gefragt. Empfohlen wird der regelmäßige Konsum mehrerer Teesorten, damit die positiven Auswirkungen am höchsten sind.[71] Du kannst also beruhigt ein bisschen Vielfalt in dein Leben bringen, indem du mal zu Kaffee und mal zu Tee greifst – je nach Lust und Laune.

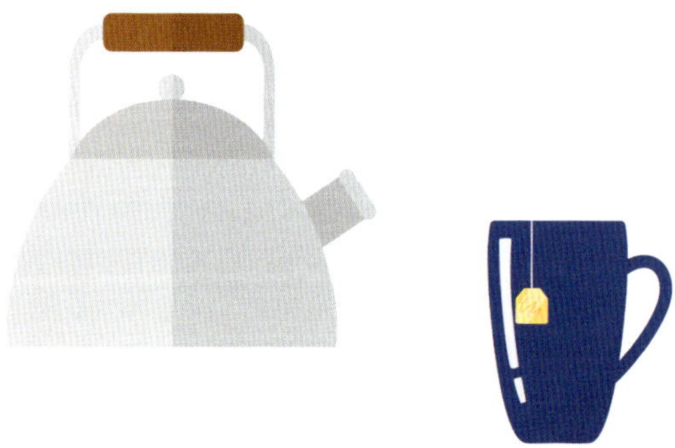

Experteninterview mit Marco Sinram

Tee als Anti-Stress-Mittel

Zu diesem Thema wollte ich noch unbedingt einen Menschen befragen, der nicht nur passionierter Teetrinker ist, sondern auch mit Tee arbeitet. Marco Sinram ist Head of Tea Trading International für ein Hamburger Unternehmen. Um hier von seiner Expertise zu profitieren, habe ich ihm ein paar Fragen gestellt:

Lieber Marco, stelle dich bitte kurz vor.

Gerne. Ich beschäftige mich nun seit 33 Jahren beruflich sehr intensiv mit dem Produkt Tee. Alles begann mit einem Schulpraktikum in einem renommierten Hamburger Tee-Handelshaus, in dem meine Liebe und Faszination für dieses Produkt geweckt wurden – das hält bis zum heutigen Tag an. Durch meinen Beruf als »Tea Taster« habe ich mir auf vielen Reisen in die Tee-Ursprungsländer entlang der Äquatorlinie ein umfangreiches Wissen über die unterschiedlichsten Qualitäten und Tee-Kulturen angeeignet. Ich bin aktuell für den Einkauf von Tee aus 25 verschiedenen Produktionsländern und deren internationalen Vertrieb verantwortlich. Zu meiner Tätigkeit gehört auch das tagtägliche Verkosten von Teeproben aus aller Welt.

Warum ist Tee so faszinierend für dich?

Tee ist nach Wasser das meistgetrunkene Getränk der Welt und wird in vielen Kulturen nach wie vor dem Konsum von Kaffee vorgezogen. Gerade in besonders heißen Teilen der Erde weiß man, dass Tee ganz besonders gut den Durst löscht und erfrischt. Abgesehen von den grundlegenden Unterschieden in der Herstellung etwa von Grünem oder Schwarzem Tee gibt es nahezu eine unerschöpfliche Vielfalt von Qualitäten, die extrem große geschmackliche Unterschiede aufweisen, sodass aus meiner Sicht auch für den noch so ausgefallenen Geschmack – und auch für jeden Geldbeutel – etwas dabei sein sollte. Auch nach so vielen Jahren der beruflichen Beschäftigung mit Tee sehe ich fast tagtäglich neue Qualitäten, die ich vorher noch nicht kannte.

Hast du Kenntnisse darüber, ob Tee nachweislich die allgemeine Gesundheit positiv beeinflussen kann?

In Europa gibt es wenig valide wissenschaftliche Forschungen. Anders sieht es zum Beispiel in Asien aus, wo es bereits sehr viel Forschungsmaterial gibt. In einigen asiatischen Kulturen, die als Wiege der Teetradition gelten, ist der Konsum von Tee seit Jahrhunderten oder gar seit Jahrtausenden aber auch eng mit religiösen Handlungen verbunden. Hierbei dient Tee der Erfrischung und Reinigung des Geistes. Tee hat für mich immer etwas Entschleunigendes. Selbst die Zubereitung kann bereits einen gewissen Ritus enthalten, der zur Entspannung beiträgt. Es gibt viele gute Gründe, Tee zu trinken. Er liefert viel Flüssigkeit, enthält aber keine Kalorien und keinen Alkohol. Kurzfristig steigert er die Konzentrationsfähigkeit, oft hebt er auch die Stimmung. Koffein kann sogar leicht euphorisierend wirken. Im Vordergrund steht aber der Genussfaktor dieses Lebensmittels.

Welche Teesorte ist deiner Meinung nach besonders gut für die Psyche?

Das kann ich nicht konkret beantworten. Tee ist ganz allgemein ein hervorragendes Genussmittel, das dazu beiträgt, sich zu entspannen, zur Ruhe zu kommen und inneres Gleichgewicht zu finden. Das kommt natürlich auch der Psyche zugute. Letztlich entscheidet der eigene Geschmack dabei, »seine« Teesorte für sich zu entdecken.

Spricht etwas dagegen, Beuteltee aus dem Supermarkt zu kaufen?

Grundsätzlich nicht. Es ist immer eine Frage der persönlichen Anforderungen an ein Produkt und eventuell auch der Gegebenheiten bei der Zubereitung. Bei Tees im Aufgussbeutel gibt es eine große Vielfalt an Produkten und Qualitäten. Auch hier gilt sehr häufig – wie oftmals im Leben –, dass man das erwarten kann, wofür man zahlt. Als Erweiterung des klassischen Aufgussbeutels kann man im Handel aber auch immer häufiger Produkte in Spezial-Aufgussbeuteln finden, die in der Lage sind, eine Blatt-Tee-Qualität zu fassen, was grundsätzlich qualitativ zu begrüßen ist.

Worauf sollte man bei der Teezubereitung achten?

Auch das hängt vom persönlichen Anspruch ab. Es gibt grundlegende Zubereitungshinweise. Schwarzer Tee sollte mit kochendem Wasser übergossen werden. Bei grünem Tee bringt man das Wasser zunächst zum Kochen, lässt es aber vor dem Übergießen abkühlen. Teesorten sind sehr individuell – da gilt es, auf Dosierung, Wassertemperatur und Ziehzeit zu achten, damit der ultimative Genuss zum Vorschein kommen kann. Es lohnt sich, mit diesen Parametern etwas zu experimentieren, um das für sich optimale Ergebnis zu erzielen. Die wichtigste Zutat neben dem Tee bleibt aber immer die Qualität des Wassers. Sind hier die lokalen Gegebenheiten schlecht oder hat man besonders hohe Ansprüche, dann kann sich auch die Verwendung eines stillen Mineralwassers sehr lohnen.

Ist Alkohol auch eine Lösung?

Ich greife hier bewusst dieses heikle Thema auf, weil mich meine Neugierde packte. Abgesehen von den eigenen Erfahrungen, die ich mit Alkohol gemacht habe (und immer noch mache), wollte ich unbedingt herausfinden, ob Alkohol wirklich so teuflisch für die Psyche ist oder nicht. Zumindest hört und liest man an jeder Ecke, dass diese Droge äußerst gesundheitsschädlich und nur ein absoluter Verzicht das Nonplusultra sei. Bessere Gesundheit, länger leben und immer klar bei Verstand, so heißt es.

Mit Genuss oder aus Frust?

Meine Oma trank jeden Tag ein Likörchen, auch mal ein paar Gläser Wein. Mit 93 Jahren starb sie – ohne Krankheiten, ohne psychische Probleme, nur an Altersschwäche. Vielleicht spielten andere Faktoren eine Rolle, warum sie ein so schönes und langes Leben genießen konnte, aber dann stimmt zumindest die auffordernde und radikale »Trink-keinen-Alkohol-damit-du-gesund-bleibst-und-alt-wirst«-These nicht. Oder meine Oma ist das absolute Weltwunder von über acht Milliarden Menschen auf diesem Planeten.

In 2012 trank ich während meiner schlimmsten Depressionsphase ein bis zwei Flaschen Weißwein pro Tag. Ich wollte schlafen können und diese Dämonen in meinem Kopf auslöschen. Ich wollte die Gedankenspiralen stoppen und die tausend Fragezeichen wegradieren. Ich wollte mich vergessen, alles vergessen, Schmerzen vergessen. Ich wollte meine Ruhe – nur für einen kurzen Augenblick während dieser lang anhaltenden Qual. Alkohol wurde zu meinem Helfer, und ich erstickte mit flüssigem

Stoff das tägliche Leid, das immer brutaler wurde, sobald ich am Morgen wieder aufwachte. Alles begann wieder von vorn, Tag für Tag, Monat für Monat.

Die Ärzte verschrieben mir ein absolutes Alkoholverbot. Mich strikt daran halten konnte ich erst in der Klinik. Wer heimlich trank, flog hochkantig raus, das war die Regel. Sicherlich eine sinnvolle Maßnahme, ohne die ich vielleicht keine erfolgreiche Therapie gemacht hätte. Schließlich ist diese »Partnerschaft« zwischen Depression und erhöhtem Alkoholkonsum keine unbekannte. Menschen mit depressiven Symptomen greifen häufig zu Alkohol als Selbstmedikation.[72] Und alkoholabhängige Menschen entwickeln oft depressive Symptome.[73]

Hier sind wir bei der weltberühmten Henne-Ei-Frage. Trinkt ein Mensch erst Alkohol und bekommt dann eine Depression? Oder bekommt ein Mensch erst eine Depression und greift dann zum Alkohol? Warum bekommt man eine Depression? Warum trinkt man zu viel Alkohol? Sicherlich nicht, weil es einem gut geht. Irgendwas ist ja im Busch, sonst wäre man ja glücklich und ausgeglichen.

Was auch immer zuerst da ist – du und ich sind uns sicherlich zunächst darüber einig, dass ein übermäßiger Alkoholkonsum keinesfalls das Gelbe vom Ei ist, sondern völliger Mist. Alkohol als Medikation zu benutzen, ist absolut dumm. Hier geht es nicht mehr um Genuss, sondern um Missbrauch einer Droge und um das Potenzieren eines bereits existierenden Problems, das umso schlimmer wird, je mehr Alkohol man konsumiert.

Eine Studie mit 3000 Befragten machte dieses Phänomen während der Corona-Pandemie sichtbar. 35,5 Prozent der Teilnehmenden gaben bei der anonymen Online-Umfrage an, während der Pandemie mehr oder viel mehr Alkohol getrunken zu haben als zuvor.[74] Die Gründe waren finanzielle Sorgen und Ängste. Alkohol wurde also dazu verwendet, Probleme wegzutrinken und führte vielleicht kurzfristig zu einer gefühlten Linderung.

So weit, so gut. Ich habe damals großen Mist gebaut, und ich war äußerst dumm. Der Wein war nur Mittel zum Zweck und ein Turbobooster für anfängliche Suizidgedanken. Zum Glück hat mich irgendwann sowohl die Klinik als auch meine Einsicht gerettet. Fast ein ganzes Jahr trank ich keinen Tropfen mehr, nachdem ich angefangen hatte, mein Leben zu verändern.

Heute trinke ich wieder Alkohol. Bin ich irre? Bin ich verantwortungslos? Stehe ich dadurch immer noch an der Kante zum Abgrund? Ich kann das nicht fühlen, denn heute geht es mir gut. Der Grund des Konsums hat sich verschoben. Ich verfolge heute ganz einfach das selbst erfundene »MAGGL-Prinzip« meiner Oma und hoffe, dass ich auch (mindestens) 93 Jahre alt werde: Maßvoll mit Achtsamkeit in guter Gesellschaft mit Genuss und Langsamkeit trinken.

Eine Frage der Dosis

Alkohol ist ohne jeglichen Zweifel ein Nervengift, aber Alkohol kann auch gesundheitsfördernd wirken. Zahlreiche Studien belegen dies unter anderem bei der Herzinfarkt-Prävention.[75] Eine weitere Studie hat sogar herausgefunden, dass ein mäßiger Weinkonsum das Auftreten einer Depression verringern kann, während starke Trinker einem höheren Depressionsrisiko ausgesetzt zu sein scheinen.[76] Ebenso wird darüber nachgedacht, den im Wein befindlichen Inhaltsstoff Polyphenol als natürliches Antidepressivum bei Depressionspatienten einzusetzen.[77] Ob und wie weit die Alkoholindustrie bei diesen Studien ihre Finger mit im Spiel hat, lässt sich schwer durchschauen.

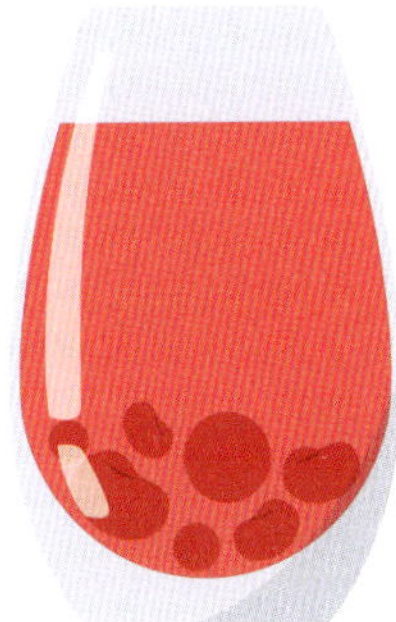

Wenn ich mir die Empfehlung der Deutschen Gesellschaft für Ernährung durchlese, werden zurzeit als maximal tolerierbare Alkoholzufuhr 10 g/Tag für gesunde Frauen und 20 g/Tag für gesunde Männer angesehen. Die Angabe g/Tag dürfe man aber nicht als Aufforderung verstehen, jeden Tag Alkohol zu trinken.[78] Dabei liegt die Betonung auf »gesunde«. Wer sich also sowieso schon ausgewogen und vernünftig ernährt, braucht keine Panik zu schieben und darf ruhig mal ein Gläschen genießen.

Letztendlich ist das auch meine Devise oder meine persönliche Schlussfolgerung, wenn ich die Frage »Ist Alkohol auch eine Lösung?« beantworten soll: Ich liebe gute Gespräche mit guten Freunden bei gutem Wein. Ich trinke keinen Wodka und Co. und bin kein Stammgast bei Komasaufpartys. Wenn ich eine 15 Kilometer lange Wanderung hinter mir habe, gönne ich mir ein eisgekühltes Glas Bier zur Erfrischung. Und wenn ich am Meer sitze, gibt's nichts Besseres als eine gepflegte Piña Colada. Das ist das, was meiner Seele guttut: Purer Genuss und die Erlaubnis, das zu tun, was mir gerade und langfristig hilft. Ohne Stress und auf gesunde Art und Weise.

Dies ist auch von meiner Seite aus keine Aufforderung, Alkohol zu trinken. Wenn du gar nichts trinkst, ist das fantastisch. Wenn du ab und zu mal was trinkst, dann frage dich, warum. Wenn es aus Genuss ist, super. Wenn du regelmäßig zu viel trinkst, dann frage dich auch hier nach dem Warum. Wenn es aus Frust ist oder weil du deine Probleme nicht mehr spüren möchtest, dann suche dir bitte fachliche Hilfe und vertraue dich einem Freund an. Das ist mein herzlichster Aufruf an dich.

»Lieber reinkämpfen statt rausreden.«

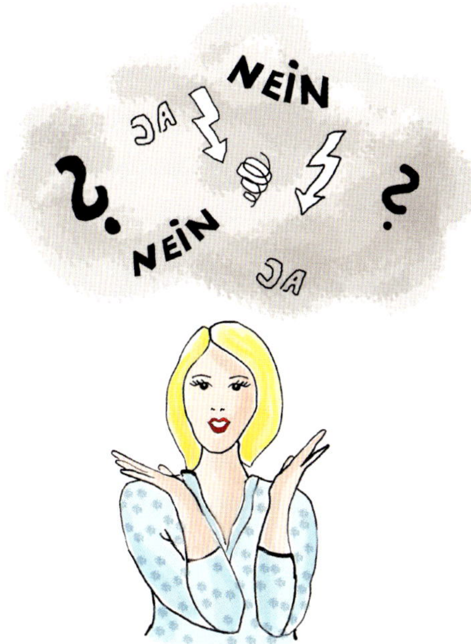

Tipps gegen den »Quatschi« in deinem Kopf

Ich möchte dir ein großes Kompliment machen, denn du hast es bis hierhin geschafft – gratuliere! Bestenfalls bist du jetzt geistig gefüllt mit hilfreichen Tipps und Tricks. Und bestenfalls fühlst du gerade eine unbändige Motivation und Lust, etwas an deinem Essverhalten zu verändern oder zu optimieren, damit dein Kopf wieder einen Turbobooster bekommt. Dieses Tschacka-Gefühl ist herrlich! Wenn da nicht die miesen Ausreden wären:

»Ich schaff das alles ja eh nicht …«, »Ich bin zu blöd dafür …«, »Außerdem hab ich doch keine Zeit …«, »Wie soll ich das alles hinkriegen …«, »Ich fühle mich doch so schlapp …«, »Wenn das alles so einfach wäre …«, »Geht alles nicht …«, »Außerdem bin ich pleite …«, sagt der Quatschi in deinem Kopf.

Na? Findest du dich darin wieder? Meinen Ausredenkatalog stelle ich mir in Form eines kleinen grünen, warzigen Monsters vor, das in meinem Gehirn von einer Synapse zur nächsten hüpft und dabei furchtbar fies lacht. Der Quatschi! Immer, wenn ich etwas vorhabe, versucht er, mich zu demotivieren, runterzureißen, kleinzumachen und für dumm zu verkaufen. Er mag es nämlich nicht, aus seiner kuscheligen Komfortzone herausgezogen zu werden, denn alles andere wäre ja furchtbar anstrengend! Oftmals möchte ich Dinge verändern, aber dann tue ich es doch nicht, weil mir mein Quatschi dazwischenquatscht – und zwar so schnell und überzeugend, dass ich ihm glaube. Also bleibe ich auf meinem Ist-Zustand-Hocker sitzen, und alles ist wie gehabt. Keine Veränderung, keine Verbesserung – viel Frust.

Mein Freund und Psychotherapeut Dirk Schippel erklärt das so: Wenn wir es mit diesen innerlichen, negativen Quatschi-Sätzen zu tun haben, sollten wir diese Sätze auf den Wahrheitsgehalt untersuchen. Denn häufig beeinflussen uns sogenannte Denkverzerrungen. Das sind verinnerlichte und unbewusste Einstellungen, die uns das Leben schwer machen. Hier ein paar Beispiele für automatische Quatschi-Gedanken:

- Alles-oder-nichts-Denken: »Entweder ich bin erfolgreich oder ein totaler Versager!«
- Katastrophisierung: »Ich werde ganz bestimmt alles vermasseln!«
- Übergeneralisierung: »Ich habe bei dem letzten Treffen mit meiner Freundin irgendwie nicht so viel Spaß gehabt. Ich bin einfach nicht/nie in der Lage, überhaupt Freude zu empfinden.«

Daher gilt es, sich dieser Muster bewusst zu werden und sie aktiv zu verändern. Das Wichtigste dabei ist: üben. Wie in einem mentalen Fitnesscenter dürfen wir lernen, dass wir unsere Gedanken nach und nach verändern und uns damit eine neue Welt erschaffen können. Daher lohnt es sich, seine Quatschi-Gedanken auf liebevolle Art und Weise zu erforschen und sich innerlich Fragen zu stellen bzw. sich alternative Gedanken zu suchen, die genauso wahr sein könnten wie ein negativer Quatschi-Gedanke.

Wollen wir zusammen üben? Los geht's!

Hier sind die Top-Quatschi-Gedanken, die vermutlich nach dem Lesen dieses Buches bei dir auftauchen könnten. Wie wär's, sie mal näher zu beleuchten und zu hinterfragen? Vielleicht kannst du sie auch durch aufmunternde Gedanken oder konstruktive Ideen ersetzen. Sei neugierig und wage dich ruhig aus deiner Komfortzone hinaus.

1. **»Ich kann aber gerade nicht einkaufen gehen, weil mich der Supermarkt überfordert.«**
   Alternativer Gedanke: »Wie könnte ich mich selbst belohnen, wenn ich es aus dem Haus schaffe? Kann mich vielleicht jemand begleiten?«
2. **»Meine Familie spielt da aber nicht mit.«**
   Alternativer Gedanke: »Muss meine Familie denn mitspielen? Es geht doch erst mal darum, dass es mir gut geht. Wie heißt es so schön: Wer sich ändert, ändert die Welt. Ich fange also schon mal an.«
3. **»Ich habe aber keinen Appetit und kann nichts essen.«**
   Alternativer Gedanke: »Muss ich auch nicht. Ich darf mal nichts

essen. Später versuche ich es noch mal, eine Kleinigkeit zu mir zu nehmen.«

4. **»Ich habe kein Geld, um mich gesund zu ernähren.«**
   Alternativer Gedanke: »Stimmt das wirklich? Oder hat das Essen einfach keinen großen Stellenwert in meinem Leben? Muss gesunde Ernährung immer teuer sein?«
5. **»Ich habe schon wieder Pizza bestellt und gesündigt. Ich fühle mich jetzt noch mieser. Am besten gebe ich gleich auf.«**
   Alternativer Gedanke: »Ich setze mich aufrecht hin und entscheide mich jetzt, diese leckere Pizza zu genießen. Auch diese Pizza bietet mir die Möglichkeit für ein bewusstes Essen.«
6. **»Alleine kochen ist doof, also wozu das Ganze?«**
   Alternativer Gedanke: »Darf ich es mir wert sein, für einen ganz besonderen Menschen zu kochen? Für mich selbst. Endlich eine tolle Möglichkeit, mir etwas Gutes zu tun und wieder zu lernen, genießen zu dürfen.«
7. **»Ich bin es aber nicht wert, mir etwas Gutes zu tun.«**
   Alternativer Gedanke: »Trotzdem wünsche ich mir von Herzen, dass ich es mir wert bin. Um auszuprobieren, wie es wäre, diesen Wert zu spüren, koche ich mir heute ganz persönlich etwas Schönes, um mir meinen Wert bewusst zu demonstrieren.«
8. **»Heute kann ich aber wirklich nicht von der Couch aufstehen und in die Küche gehen. Mein seelisches Tief hält mich davon ab.«**
   Alternativer Gedanke: »Muss ich auch gar nicht. Ich darf auch einfach auf der Couch liegen bleiben, so lange ich will. Und wenn ich nachher doch noch Lust habe, erlaube ich mir, etwas Schönes ohne viel Aufwand für mich zu kochen.«

ICH MACHE NICHTS ANDERES AUSSER WEITER

Denk lieber positiv

Negativsätze können uns echt die Laune verderben. Durch sie haben wir das Gefühl, gar nichts mehr auf die Reihe zu kriegen und der Versager der Nation zu sein. Dabei schaffen wir so viel in unserem Alltag, was wir immer wieder vergessen. Höchste Zeit, sich daran zu erinnern. Also, was hast du in den letzten Tagen, Wochen oder heute geschafft?

Das habe ich geschafft: ______________________

»Glückliche Zufälle brauchen auch mal Pläne.«

Gut drauf? Bereite dich vor!

Verdammt, ja! Es gibt diese Tage, an denen wirklich nichts mehr geht. Man fühlt sich wie ein Felsbrocken, den man nicht einen Millimeter von der Stelle schieben kann. Alle gut gemeinten Ratschläge werden zu Schlägen, und jede noch so kleine Alltagsaufgabe wird zum Hochleistungssport. Bei mir gab es Tage, an denen ich noch nicht mal die Zähne putzen konnte, weil es mich furchtbar anstrengte. Woher soll also dann noch die Kraft kommen, um in der Küche zu stehen, geschweige denn bewusst auf seine Ernährung zu achten? Hier hilft nur eines: Sich selbst auszutricksen!

Werde zu deinem Ernährungsmanager

Die sogenannte »Meal-Prep-Methode«, also die Methode, Mahlzeiten vorzubereiten, rettet dich in schwierigen Zeiten und unterbricht den Teufelskreis. Du erinnerst dich: Geht es dir schlecht, isst du nichts oder isst Ungesundes. Dadurch bekommt dein Körper keine Nährstoffe, dadurch wird deine negative Gefühlswelt verstärkt, dadurch bist du seelisch unausgeglichen, und dadurch greifst du wiederum zu ungesunder oder zu gar keiner Nahrung. Die Folge ist ein psychisch instabiler Dauerzustand.

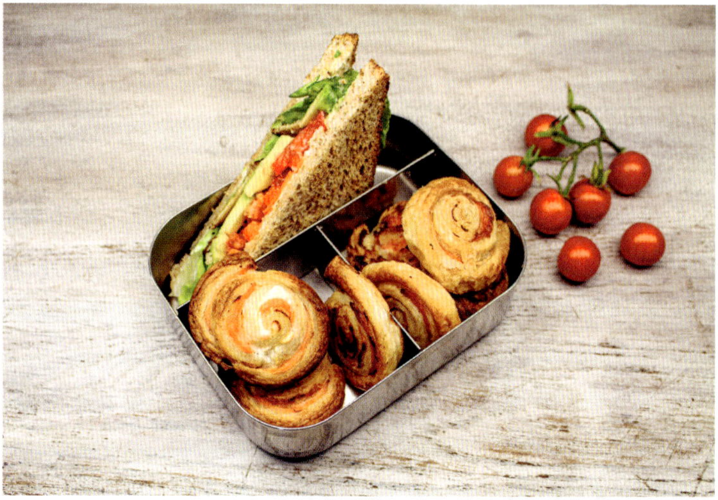

Was wäre, wenn du diesen Teufelskreis stets durchbrechen könntest, weil du auf solche absoluten »Bäh«-Phasen vorbereitet bist? Dafür musst du lediglich die Tage nutzen, an denen es dir (einigermaßen) gut geht.

Meal-Prep hat ganz klare Vorteile:

- Du musst dich nicht anstrengen.
- Du musst dein Zuhause nicht verlassen.
- Du musst nicht einkaufen gehen.
- Du musst nicht darüber nachdenken, was du heute kochen sollst.
- Du entgehst der Gefahr, ungesunde Nahrung in dich hineinzustopfen.

Wenn du also mal an guten Tagen in der Küche stehst, dann koche gleich eine größere Portion. Den Rest kannst du im Kühlschrank aufbewahren oder einfrieren. Nutze diese Energie, um mit allen

Waffen gewappnet zu sein, falls du mal wieder brachliegen und in die mentale Schlacht ziehen musst. In diesem Fall brauchst du dann lediglich den Kühlschrank aufzumachen, eine Vorratsdose herauszunehmen und das Essen gegebenenfalls aufzuwärmen. Das benötigt maximal drei Minuten, und alles steht fertig vor dir. Deine Psyche wird sich für die guten Nährstoffe bedanken, auch wenn es nur ein paar Happen sind.

Und so funktioniert Meal Prep. Es sind nur vier Schritte

- Planen: Überlege dir, was du vorkochen könntest. Auf meinem Blog findest du einen Wochenplan, den du ausfüllen kannst. Überfordere dich nicht. Plane erst mal für drei Tage.

- Einkaufen: Schreibe dir eine Einkaufsliste, damit du den Überblick nicht verlierst, und besorge die Zutaten. Plane so, dass du nicht ständig in den Supermarkt gehen musst.

- Vorbereiten: Du kannst einzelne Komponenten vorkochen (zum Beispiel Reis, Nudeln, Quinoa, Linsen, Eier) oder ganze Mahlzeiten (zum Beispiel Suppen, Nudelgerichte, Currys, Salate, Desserts). Du kannst auch Gemüse und Obst schnippeln, in Tüten packen und einfrieren.

- Einpacken: Verstaue das vorbereitete Essen in Tupperdosen, Boxen oder Gläsern. Lass gekochte Speisen abkühlen, bevor du sie verstaust. Wie lange die Lebensmittel halten, hängt davon ab, was du gekocht hast. Wenn du für mehr als drei Tage vorkochst, dann friere die Sachen lieber ein.

Gleich folgt ein Rezeptteil, in dem ich dir ein paar Ideen mitgebe. Manche Rezepte habe ich mit einem Meal-Prep-Stempel versehen, damit du auf den ersten Blick erkennst, welches meiner Gerichte bestens zum Vorbereiten geeignet ist.

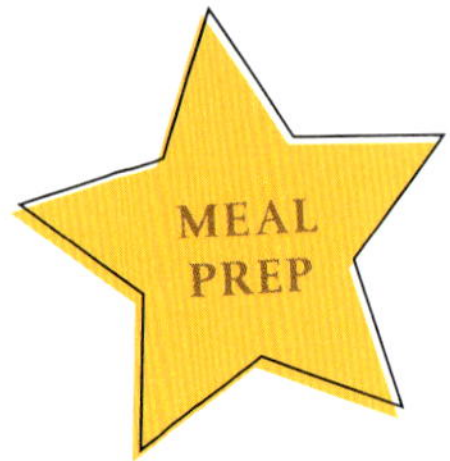

Gerichte und Zutaten, die sich besonders gut vorbereiten lassen

- Nudel- und Reisgerichte
- Gemüsepfannen
- Salate ohne Blattgemüse (z. B. mit Linsen, Bohnen, Kichererbsen, Bulgur, Quinoa, Couscous, Hirse, Möhren, Sellerie, Kohlrabi)
- Suppen und Eintöpfe
- Eier (hart gekocht)
- Smoothies oder Gemüsesäfte
- Frühstücksmüslis (mit Haferflocken und Joghurt), auch »Overnight Oats« genannt
- Dips und Dressings

First-Aid-Kit – Das solltest du immer auf Vorrat haben

Die Ernährung als Sanitäter in der Not zu betrachten ist durchaus realistisch. Genauso wie bei einer Autopanne oder einem Fahrradunfall mit entsprechend aufgeschlagenem Knie braucht es sofortige Hilfsmaßnahmen und eine Erstversorgung, damit das Problem gut und vernünftig bewältigt werden kann. Wenn die seelische Gesundheit aus dem Gleichgewicht gerät, benötigt sie unsere Unterstützung – in allen Facetten. Die Aufnahme von guten Nährstoffen trägt einen Teil dazu bei.

Für den Fall aller Fälle hilft dir die bereits erwähnte Meal-Prep-Strategie. Eine weitere Erleichterung bringt zudem ein stets existierender Vorrat ausgewählter Lebensmittel, damit du nicht ständig aus dem Haus rennen musst. Vielleicht kennst du das auch: In meinen schlimmsten Zeiten wurde der Gang zum Supermarkt teilweise zur höllischen Tortur. Es kam nicht selten vor, dass ich den vollen Einkaufswagen mitten im Laden stehen ließ und vor lauter Angst rausrannte. Mir wurde alles zu viel – das grelle Neonlicht, die vielen Produkte, die Lautstärke, die Menschen, das Piepsen der Kasse. Meine Gehirnsynapsen brüllten nach Ruhe, Luft, Freiheit und nur raus hier. Der Kühlschrank blieb folglich leer.

Ich möchte damit keinen Teufel an die Wand malen und dir sagen, dass auch du so etwas erleben wirst (wenn du es noch nicht erlebt hast). Diese Panikattacken wünsche ich wirklich keinem. Es geht vielmehr darum, die Tage zu nutzen, an denen man Kraft hat, Dinge wie einen Einkauf zu erledigen. So machst du es dir viel leichter und unterstützt gleichzeitig deine Gesundheit, indem du immer auf schlechte Zeiten vorbereitet bist.

Für den Krisenfall empfiehlt unsere Regierung übrigens, einen Lebensmittelvorrat für zehn Tage anzulegen. Völlig unabhängig von nationalen oder internationalen Bedrohungen finde ich es äußerst praktisch, einen Vorrat an bestimmten Lebensmitteln zu haben – zumal ich eine Depri-Phase auch als Krise betrachte. Von daher liegt es doch auf der Hand, hier präventiv zu agieren und sich vorzubereiten. Abgesehen davon hat es mich früher oft geärgert, wenn ein Topf mit sprudelndem Wasser auf dem Herd stand, aber die Spaghetti-Packung im Schrank fehlte. Ich hatte versäumt, vorher nachzuschauen, und musste frustriert den Herd wieder abdrehen. So etwas passiert mir heute nicht mehr.

Vorratshaltung spart nicht nur Zeit und Nerven, sondern hilft auch dem Geldbeutel. Lohnenswert ist es, bei Sonderangeboten beherzt zuzugreifen. Also, an alle Blättchenleser und Schnäppchenjäger und an die, die es jetzt werden wollen: Haut rein, denn es macht richtig Spaß und fördert die seelische Gesundheit! Kein Witz! Tatsächlich reagiert das Belohnungszentrum im menschlichen Hirn auf den Anblick eines Schnäppchens. Es wird aktiviert, das Gehirn schüttet Glückshormone aus, und wir fühlen uns, als hätten wir etwas Grandioses entdeckt und erreicht.[79]

Letztendlich entscheidet deine Essensvorliebe über deine Speisekammer. Was isst du besonders gerne und oft? Bist du eher der Pasta- oder eher der Kartoffel-Typ? Magst du zum Beispiel Reis und Bohnen überhaupt nicht? Isst du vielleicht auch kein Fleisch oder keinen Fisch? Wie auch immer. Nur du kennst dich selbst am besten. Deshalb wäre es jetzt sinnlos, dir etwas vorzupredigen. Wenn du aber neugierig bist, welche Lebensmittel ich persönlich für sinnvoll halte, dann schaue dir die folgende Abbildung an.

Tipps zum Lagern

Im Vorratsschrank lagerst du am besten Lebensmittel, die es trocken und lichtgeschützt mögen, zum Beispiel: Vollkornnudeln, Vollkornreis, Kichererbsen, Kidneybohnen, rote Linsen, Quinoa, Couscous, Bulgur, Kartoffeln, Zwiebeln, Haferflocken, Vollkornbrot, Kakao, Nüsse, Datteln, geschälte Tomaten, Thunfischdosen und Tee/Kaffee.
Das Küchenregal ist der richtige Platz für: Zitronen, Bananen, Ingwer, Knoblauch, Chilischoten, Honig, Olivenöl und Rapsöl.

Mein First-Aid-Kit im Kühlschrank

① Tiefkühlfach: TK-Fisch, -Gemüse, -Kräuter, -Beeren
② Glas saure Gurken, Nussmus
③ Naturjoghurt, Buttermilch, Sahne, Käse wie Parmesan oder Gouda, Tofu
④ frischer Fisch, frisches Fleisch
⑤ frische Beeren, Äpfel, Blattsalat, frisches Gemüse
⑥ Eier, Butter
⑦ Senf, Zartbitterschokolade
⑧ Wasser, Hafer- o. a. pflanzliche Milch

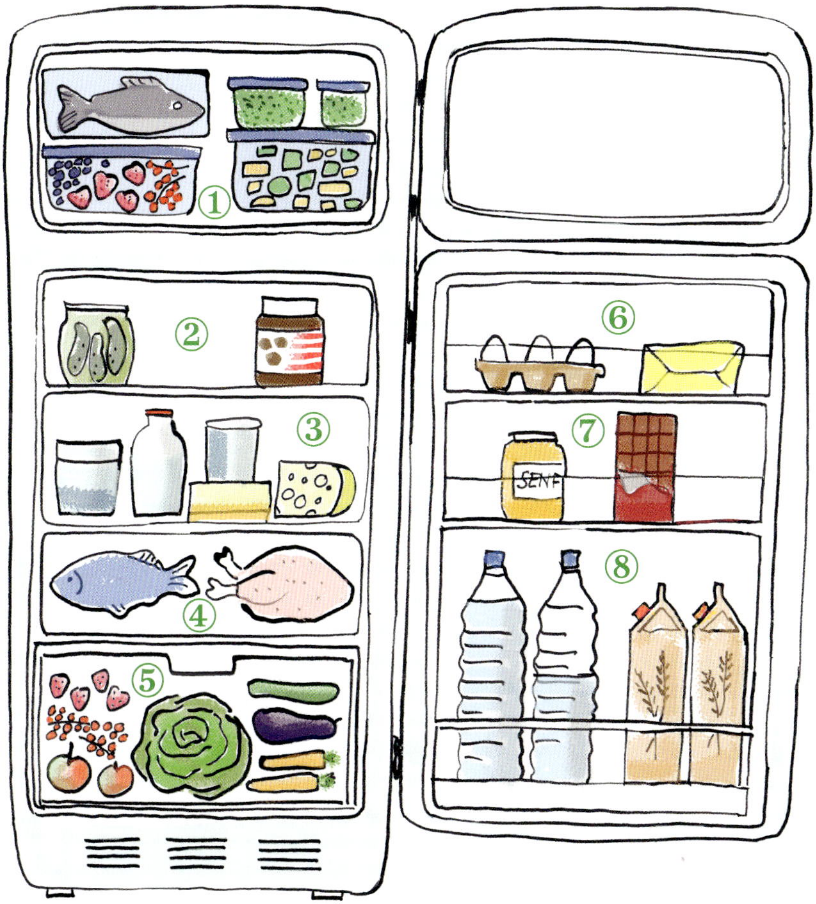

»Ein gutes Essen bringt gute Gedanken zusammen.«

Ruck-Zuck-Rezepte für fix und fertige Tage

Wachmacher

Ich kenne diese Schwermut und Unlust, die man am Morgen verspürt. Das Aufstehen wird zur fast unmöglichen Tat, weil man erstens sowieso schon keine Kraft mehr hat und zweitens alles nur noch sinnlos erscheint. Wozu soll ich mich aufraffen, wenn mein Leben gerade scheiße läuft? Der ständige Tritt in den eigenen Allerwertesten ist der Anfang für eine neue, schönere Zeit. Alles beginnt mit dem Start in den Tag, sonst bleibt auch die Seele liegen. Ja, es ist nicht einfach, aber du wirst es schaffen.
Damit dein Gemüt morgens in Gang kommt, habe ich dir hier meine drei besten Wachmacher zusammengetragen. Alle Rezepte haben eine Zubereitungszeit von maximal zehn Minuten. Zusätzlich empfehle ich dir, ein großes Glas Wasser zu trinken. Tees wie Grüner Tee, Pfefferminz-, Brennnessel- oder Löwenzahntee sind ebenso gute Helfer.

Speedy-Gonzales-Omelette

Zutaten für 1 Portion

- 2 Eier
- Salz und Pfeffer
- 50 g Kidneybohnen (aus der Dose)
- Olivenöl
- ½ Avocado
- 1 Scheibe Vollkornbrot

1. Eier aufschlagen und miteinander verquirlen. Mit Salz und Pfeffer würzen.
2. Kidneybohnen abtropfen lassen und mit klarem Wasser abspülen.
3. In einer Pfanne etwas Olivenöl warm werden lassen. Inzwischen Avocado halbieren, entkernen, Fruchtfleisch herausnehmen und würfeln.

4. Ei-Mischung in die Pfanne geben und stocken lassen..
5. Kidneybohnen hinzugeben und die gestockte Eiermasse mit einem Holzlöffel grob zerstückeln.
6. Omelette auf die Brotscheibe geben, mit Avocado garnieren.

Beeren-Booster

MEAL PREP

Zutaten für 2 bis 3 Portionen

1 Orange
1 Grapefruit
1 Spritzer Zitronensaft
1 EL Honig
500 ml Hafermilch
100 g TK-Beeren (aufgetaut) oder frische Beeren (Erdbeeren, Himbeeren, Blaubeeren)

1. Orange und Grapefruit schälen (möglichst die weiße Haut entfernen) und grob klein schneiden.
2. Alle Zutaten in den Mixer geben und gut durchmixen.

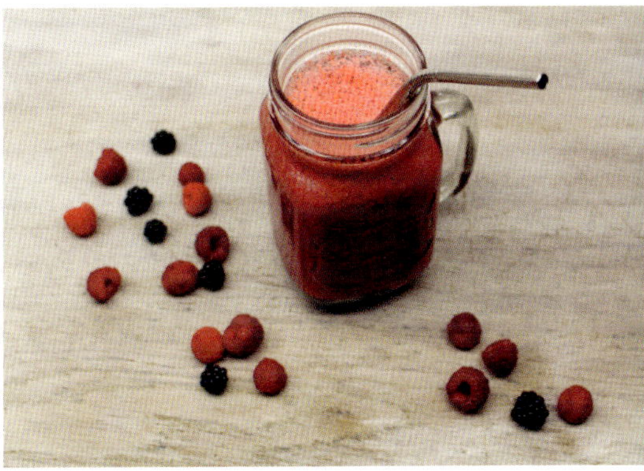

Grüne Schleuder

Zutaten für 1 Portion

1 kleine Banane
1 Spritzer Zitronensaft
1 EL Honig
100 ml Hafermilch
1 TL Matcha Tee (grünes Teepulver, fein gemahlen, Bio-Qualität)

1. Banane schälen und in grobe Stücke brechen.
2. Alle Zutaten in einen Mixer geben und gut durchmixen.

Appetit-Zünder

Keinen Hunger zu verspüren, kann ein völlig natürlicher und gesunder Körperreflex sein. Man nennt es auch »intuitives Essen«. Wenn man aber aufgrund von Stress, seelischer Unausgeglichenheit oder psychischen Erkrankungen gar nichts mehr essen kann, befindet sich der Körper in einem Alarmzustand, der nicht normal ist. Ich kann es total nachvollziehen, wenn man einfach nichts herunterbekommt, weil sich der Magen regelrecht zugeschnürt hat. Doch gerade jetzt braucht deine Seele Nahrung, um wieder auf Hochtouren zu kommen. Daher empfehle ich dir schonende Appetit-Zünder, um auch diesen Teufelskreis durchbrechen zu können. Diese einfachen Rezepte regen deine Magenschleimhaut an und versorgen dich gleichzeitig mit guten Nährstoffen, damit dein Kreislauf nicht komplett zusammenbricht. Es reicht völlig aus, wenn du dich langsam schlückchen- und häppchenweise herantastest.

Wohliger Ingwertee

Zutaten für 1 Portion

- 3 Teebeutel Hagebutten- oder Sanddorntee
- 4 dünn geschnittene Scheiben frischen Ingwer
- 1 EL frischen Zitronensaft
- 1 l Wasser
- Honig zum Süßen (nach Bedarf)

1. Teebeutel, Ingwerscheiben und Zitronensaft in eine Teekanne geben.
2. Wasser aufkochen und noch sprudelnd dazugeben.
3. Nach ca. 7 Minuten die Teebeutel herausnehmen.
4. Tee mit Honig nach Belieben süßen.

Tschacka-Chicorée

Zutaten für 1 Portion

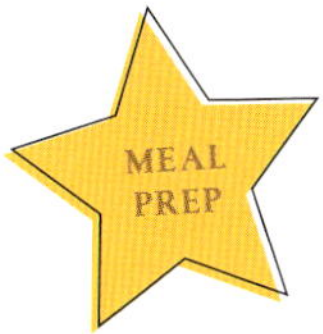

1 Chicorée
Salz und Pfeffer
Olivenöl
Parmesan

1. Chicorée der Länge nach aufschneiden und Strunk entfernen.
2. In eine Auflaufform geben, salzen, pfeffern und mit etwas Olivenöl beträufeln.
3. Parmesan darüberreiben.
4. Bei 200 °C Umluft für 15 Minuten in den Ofen geben.

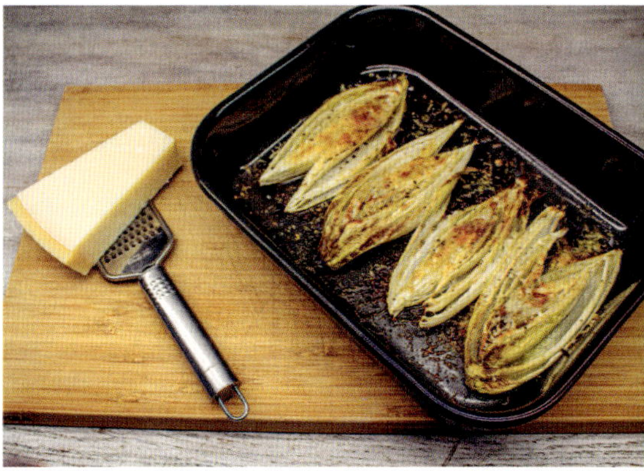

Tipp: Statt Chicorée kann man auch eine große, geschälte und aufgeschnittene Gemüsezwiebel nehmen.

Curry up!

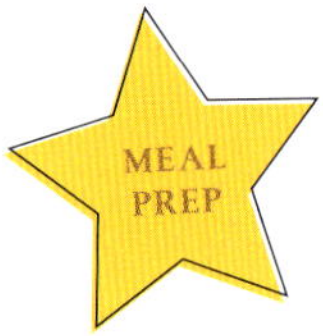

Zutaten für 2 bis 3 Portionen

1	Zwiebel
2	Knoblauchzehen
3 cm	Ingwer
	Rapsöl
2 EL	Currypulver (Madras oder Indischer Curry)
500 ml	Gemüsebrühe
400 ml	Kokosmilch
	Salz und Pfeffer

1. Zwiebel und Knoblauchzehen schälen und grob würfeln. Ingwer (mit Haut) in grobe Scheiben schneiden.
2. Etwas Rapsöl in einem Topf erhitzen und Zwiebel und Knoblauch kurz anbraten. Ingwer und Currypulver dazugeben und kurz anrösten.
3. Mit Gemüsebrühe und Kokosmilch aufgießen und für 15 Minuten köcheln.
4. Suppe pürieren und mit Salz und Pfeffer abschmecken.

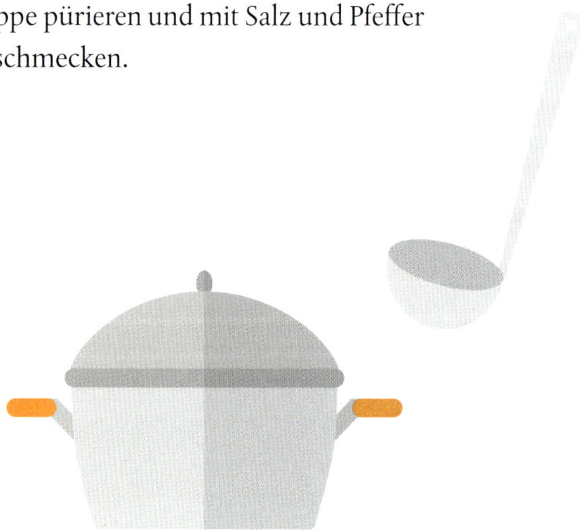

Ein-Topf-Rezepte

Diese einfachen Gerichte, bei denen du nur einen Topf benötigst, sind vor allem etwas für Kochmuffel, die keinen großen Aufwand betreiben und trotzdem etwas Leckeres zubereiten möchten. Dafür braucht es keine großen Kochkenntnisse oder stundenlanges Rumstehen in der Küche. Mahlzeiten aus einem Topf kennen wir zum Beispiel als klassische Suppen, die schon unsere Omas und alle anderen zahlreichen Vorfahren zubereitet haben. Ich liebe diese Kochart, wenn ich total blöde Tage habe, denn ich weiß, dass ich mich dabei nicht anstrengen muss.

Omas Grüne Suppe

MEAL PREP

Zutaten für 2 bis 4 Portionen

3	Stangen Lauch
1	große Kartoffel
1	Zwiebel
	etwas Butter
1 l	Gemüsebrühe
1 Zweig	Thymian
1	Lorbeerblatt
	Salz und Pfeffer
1 Prise	Muskatnuss, gerieben

1. Lauch waschen, putzen, halbieren und in Ringe schneiden. Kartoffel und Zwiebel schälen und würfeln.
2. Butter in einem großen Topf erhitzen, Zwiebelwürfel darin andünsten, bis sie ein wenig Farbe haben. Lauchringe dazugeben und mit Gemüsebrühe auffüllen. Thymian, Lorbeerblatt und Kartoffeln dazugeben und 20 Minuten köcheln lassen.
3. Thymian und Lorbeerblatt wieder rausnehmen und Suppe mit dem Zauberstab pürieren (noch besser mit der »Flotten Lotte«).
4. Mit Salz, Pfeffer und Muskatnuss abschmecken.

Alles-rein-lecker-raus-Pasta

Zutaten für 1 bis 2 Portionen

1	Gemüsezwiebel
2	Knoblauchzehen
200 g	frischer Lachs
300 g	Brokkoli (TK)
250 ml	Gemüsebrühe
250 g	Vollkorn-Spaghetti
2 EL	Crème fraîche
1 Handvoll	frisches Basilikum
1 Spritzer	Zitrone
1 MSP	Honig
1 EL	Olivenöl
	Salz und Pfeffer

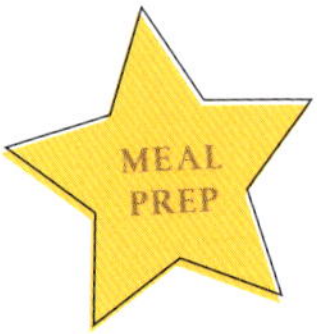

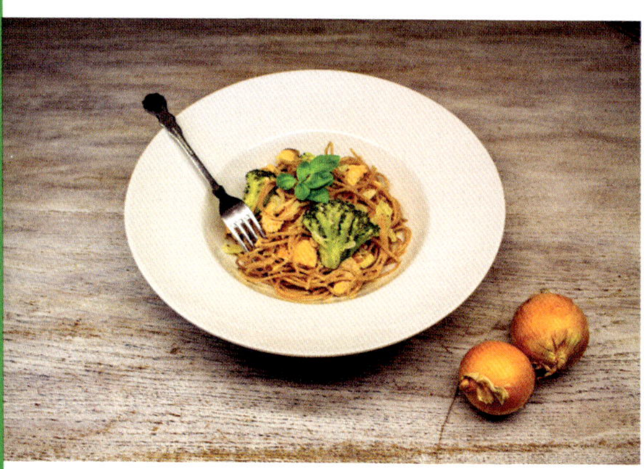

1. Zwiebel und Knoblauchzehen schälen und würfeln.
2. Lachs in mundgerechte Stücke schneiden.
3. Alle Zutaten in eine große, etwas höhere Pfanne geben. Deckel drauf und 10 Minuten köcheln lassen, bis die Nudeln gar sind (zwischendurch mal umrühren).
4. Wer mag, kann noch Parmesan drüberreiben.

Lustige Linsen

Zutaten für 2 Portionen

1	kleine Zwiebel
2	Knoblauchzehen
3 cm	Ingwer
½ Bund	Koriandergrün (alternativ glatte Petersilie)
200 g	rote Linsen
100 g	geschälte Tomaten aus der Dose
100 ml	Kokosmilch
1 EL	Currypulver
1 TL	Kurkuma, gemahlen
2	Gewürznelken
1 Prise	Chili, gemahlen (wer es scharf mag, gerne mehr)
	Salz und Pfeffer

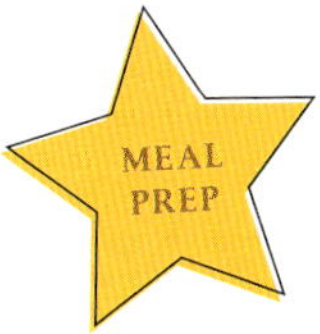

1. Zwiebel und Knoblauchzehen schälen und würfeln. Ingwer (mit Haut) fein hacken. Koriander fein hacken.
2. Alle Zutaten in einen großen Topf geben. Deckel drauf und 10 Minuten köcheln lassen (zwischendurch mal umrühren).
3. Eventuell noch mal abschmecken und mit einer Scheibe Brot genießen.

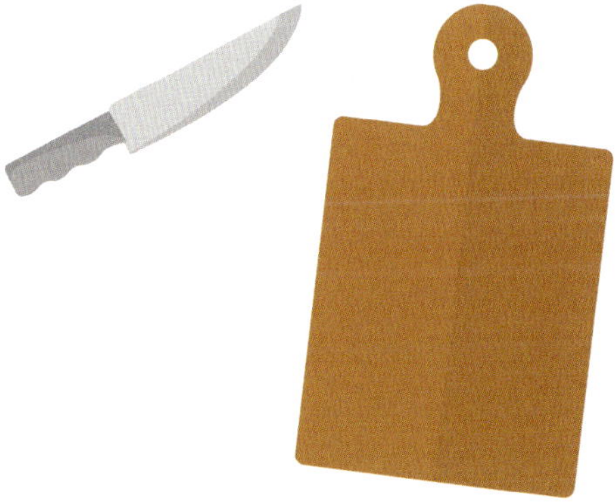

Schnelles und Einfaches

Manchmal fühlt man sich als Nichtsnutz, Versager und völlig überflüssig auf dieser Welt. Die Enttäuschung, nichts mehr auf die Reihe zu bekommen, ist sehr groß. Völlig unzufrieden und frustriert fällt man in sich zusammen und traut sich an keine Aufgabe mehr ran. Die kleinsten Alltagsdinge werden zur größten Herausforderung, und was man vorher im Nu konnte, scheint völlig verlernt. Für solche emotionalen Tiefphasen habe ich ein paar Rezepte kreiert, die garantiert gelingen und wieder Mut machen. Denn über eines musst du dir unbedingt klar werden: Du bist zwar gerade nicht auf deinem absoluten Glückshöchststand, aber das macht nichts. Das Annehmen ist der erste wichtige Schritt zur Besserung. Du bist kein Versager und auch kein schlechter Mensch. Du machst nur gerade eine schwierige Phase durch und nimmst dich der Aufgabe an. Du bist verdammt stark und mutig – eben, weil du das tust. Und Tag für Tag wird es dir besser gehen.

Süßkartoffelpommes mit Blitz-Mayo

Zutaten für 1 bis 2 Portionen

Für die Pommes

1	Süßkartoffel
4 EL	Speise- oder Kartoffelstärke
	Paprika, edelsüß
	getrockneter Thymian
	Salz und Pfeffer
2 EL	Polenta
1	verschließbarer Gefrierbeutel oder Schüssel mit Deckel

Für die Mayonnaise

200 ml	Rapsöl
3 EL	frischer Zitronensaft
1	Ei
2 EL	mittelscharfer Senf
1/2 TL	Meersalz
1 TL	Honig
1/2 TL	schwarzer Pfeffer
	Kräuter, z. B. Petersilie, Dill, Schnittlauch oder Knoblauch

1. Süßkartoffel schälen, in Pommesstreifen schneiden und in den Gefrierbeutel oder die Schüssel geben.
2. Die Stärke mit so viel Wasser anrühren, dass sie sich auflöst und eine sämige weiße Masse ergibt. Stärke-Wasser-Mischung zu der Kartoffel geben.
3. Etwas Paprika, Thymian, Salz und Pfeffer sowie Polenta dazugeben.
4. Beutel/Schüssel verschließen und kräftig schütteln, bis sich alles schön verteilt hat.

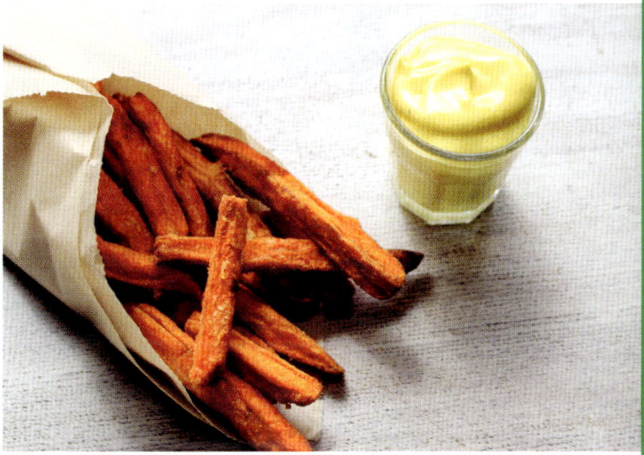

5. Die Pommes auf einem mit Backpapier ausgelegten Blech verteilen – und zwar so, dass sie sich nicht berühren. Pommes bei 250 °C Ober-/Unterhitze für 20 Minuten in den Ofen geben. Damit die Pommes schön knusprig werden, die Ofentür alle 5 Minuten kurz öffnen und den Dampf entweichen lassen.
6. Inzwischen für die Mayo alle Zutaten in ein hohes Gefäß geben. Einen Zauberstab auf den Gefäßboden absenken, auf voller Stufe einschalten und langsam nach oben ziehen. Eventuell noch einmal auf und ab bewegen, damit die Mayo dicker wird.

Kunterbuntes mit Hummus-Dip

MEAL PREP

Zutaten für 1 bis 2 Portionen

Für das Gemüse

	Zucchini, Paprika, Fenchel, Kartoffeln, Möhren, Champignons, Aubergine (wahlweise)
4 EL	Olivenöl
2–3	Knoblauchzehen
1 EL	gemischte Kräuter (TK)
	Salz und Pfeffer
2	große Tomaten
1	Packung Mozzarella

Für den Dip

1	Dose/Glas Kichererbsen
1	Knoblauchzehe
2 EL	Tahini (Sesampaste)
1 TL	Kreuzkümmel, gemahlen
½ TL	Zimt, gemahlen
½ TL	Kurkuma, gemahlen
½ TL	Honig
1 Spritzer	Zitrone
	Salz und Pfeffer
1 TL	Paprika, edelsüß
	Olivenöl

1. Gemüse waschen, putzen, gegebenenfalls schälen, in mundgerechte Stücke schneiden und in eine Schüssel geben.
2. Olivenöl, geschälte und durch eine Presse gedrückte Knoblauchzehen, Kräuter, Salz und Pfeffer dazugeben, gut verrühren und in einer Auflaufform verteilen.
3. Tomaten waschen, wie den Mozzarella in Scheiben schneiden und beides auf der Auflaufmasse verteilen.
4. Bei 200 °C Umluft für ca. 20 Minuten in den Backofen geben.
5. Inzwischen für den Dip die Kichererbsen gründlich abspülen, abtropfen lassen, die Knoblauchzehe schälen und alle Zutaten für den Dip in einen Zerkleinerer geben und mixen (oder mit einem Zauberstab pürieren). Wenn die Masse zu fest ist, einfach ein wenig Wasser dazugeben und noch mal mixen.
6. Zum Schluss den Dip in eine Schüssel geben, Paprika darüberstreuen und mit Olivenöl beträufeln.

Eierberg

Zutaten für 1 Portion

Olivenöl
2–3 Pellets TK-Spinat (pro Muffin)
1 Ei (pro Muffin)
Salz und Pfeffer

1. Die Muffinform mit etwas Olivenöl einfetten. Spinatpellets in die Form legen (sie müssen nicht aufgetaut sein).
2. Ei mit Salz und Pfeffer verquirlen und über den Spinat geben.
3. Bei 200 °C Umluft für 15 bis 20 Minuten backen.

Tipp: Alternativ zu Spinat kannst du auch Tomaten, Zwiebeln, Paprika oder Thunfisch verwenden.

> ICH WEISS NICHT, OB ICH ES KANN. ALSO PROBIERE ICH ES.

Wenn Besuch kommt

In seelischen Krisenzeiten können die Liebsten um einen herum schon zu viel werden. Man sehnt sich nach Ruhe, weil die Kommentare und gut gemeinten Hilfestellungen oft noch mehr Druck erzeugen. Dagegen können diejenigen, die in einem Single-Haushalt leben, von extremer Einsamkeit geplagt werden. Die momentane persönliche Stimmung gibt es zwar nicht her, aber im Endeffekt sind wir für jeden sozialen Kontakt dankbar. Denn jeder soziale Kontakt bedeutet auch Kontakt zur »Außenwelt« und eine Hand, die man ergreifen kann, um sich aus dem schwermütigen Sumpf wieder herausziehen zu lassen. Daher kann ich jedem ans Herz legen, die Freundes- und Familienkontakte nicht abzubrechen, auch mal Hilfe anzunehmen und die Tür zu öffnen. Gespräche sind wichtig und beruhigend für die Seele. Wenn es dabei noch etwas Leckeres zu essen gibt, kann nichts mehr schiefgehen.

Double-Cheeeese-Gemüse

Zutaten für 2 Portionen

2 große Tomaten
1 gelbe oder rote Paprika
1 kleiner Kohlrabi
Olivenöl
1 Knoblauchzehe
1 Packung Fetakäse
Basilikum (frisch oder getrocknet)
Thymian (frisch oder getrocknet)
Pfeffer
Pinienkerne
Parmesan

1. Ofen auf 200 °C Ober-/Unterhitze vorheizen.
2. Tomaten waschen, Deckel abschneiden und mit einem Teelöffel aushöhlen. Fruchtfleisch in eine Schüssel geben.
3. Paprika waschen, halbieren und von den Kernen befreien.

4. Kohlrabi schälen, halbieren und mit einem kleinen Löffel oder Messer aushöhlen.
5. Eine Auflaufform mit etwas Olivenöl beträufeln. Gemüse hineinlegen.
6. Knoblauchzehe schälen und durch eine Presse drücken, Fetakäse mit der Hand grob zerbröseln und beides in die Schüssel zum Fruchtfleisch der Tomaten geben.
7. Alles mit einer Gabel zerdrücken, bis es eine sämige Masse ergibt. Du kannst auch den Pürierstab oder einen kleinen Küchenmixer benutzen. Käsemasse mit etwas Basilikum, Thymian und Pfeffer sowie einem Schuss Olivenöl würzen.
8. Gemüse mit der Käsemasse füllen, ein paar Pinienkerne darüberstreuen und reichlich Parmesan darüberreiben.
9. Für 20–30 Minuten in den vorgeheizten Backofen schieben.

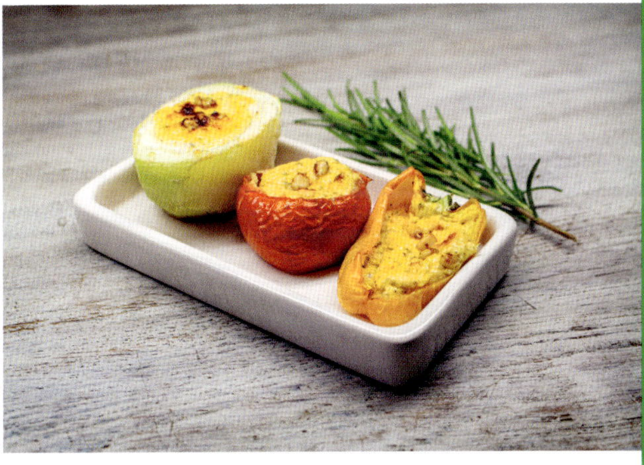

Tipp: Wenn du Kohlrabi eher weich magst, kannst du ihn vorher ca. 10 Minuten in Wasser kochen. Du kannst auch anderes Gemüse zum Befüllen verwenden, z. B. Zucchini, Aubergine oder Rote Bete. Dazu passen ein gemischter Salat und Kartoffelgerichte.

Blitzpizza (Grundrezept)

Zutaten für 2 bis 4 Portionen

4 TL Rapsöl
4 EL Tomatenmark
6 EL Wasser
etwas Honig
Salz und Pfeffer
italienische Kräuter (TK)
4 Vollkorn-Tortillawraps (ergibt 4 Pizzen)
Belag nach Wahl
geriebener Gouda oder Mozzarella-Scheiben

1. Backofen auf 160 °C Umluft vorheizen.
2. Für die Soße Öl, Tomatenmark, Wasser, Honig, Salz, Pfeffer und italienische Kräuter verrühren.
3. Tortillawraps auf ein mit Backpapier ausgelegtes Blech legen, mit Soße bestreichen und nach Herzenslust garnieren, wie man sich seine Pizza wünscht, z. B. mit Thunfisch, Tomaten, Zwiebeln, Champignons, Paprika oder Mais.
4. Zum Schluss mit Käse bestreuen oder belegen und im Ofen bei 200 °C auf mittlerer Schiene ca. 10 Minuten backen.

Flinker Nudelauflauf

MEAL PREP

Zutaten für 2 Portionen

- 250 g Vollkornnudeln
- 100 g Champignons
- 2 Knoblauchzehen
- 1 Zwiebel
- 1 Dose geschälte Tomaten
- 1 Becher Sahne
- 1 TL Honig
- 1–2 TL getrockneter Oregano
- 2 EL Gemüsebrühepulver
- Salz und Pfeffer
- 2 große, frische Tomaten
- Parmesan

1. Den Ofen auf 200 °C Umluft vorheizen.
2. Ungekochte Nudeln in eine Auflaufform geben.
3. Champignons putzen und in Scheiben schneiden. Knoblauchzehen und Zwiebel schälen und ebenfalls in Scheiben schneiden. Alles zu den Nudeln geben und kurz durchmischen.
4. In einer Schüssel die geschälten Tomaten zerdrücken. Sahne, Honig, Oregano, Gemüsebrühepulver, Salz und Pfeffer dazugeben. Mit einem Schneebesen oder einer Gabel alles gut durchrühren. Die Tomaten-Sahne-Masse über die Nudeln gießen. Wichtig ist, dass alle Nudeln mit Flüssigkeit bedeckt sind.
5. Tomaten waschen, in Scheiben schneiden und auf den Nudeln verteilen.
6. Zum Schluss reichlich Parmesan darüberreiben.
7. Auflauf im Ofen bei 200 °C in ca. 25–30 Minuten garen.

Tipp: Wer mag, kann statt Champignons anderes Gemüse nehmen oder Fischstücke mit in den Auflauf geben.

Gesunde Snacks für träge Tage

Es gibt diese ungewollten Gammeltage mit Rund-um-die-Uhr-TV-Glotzerei und null Elan. Irgendwann machen der Körper und die Seele schlapp und brauchen eine Pause. Diese Phasen kennen übrigens auch Menschen, die keinerlei Burn-out- oder Depressionsdiagnosen haben. Allerdings lag ich am Tiefpunkt meiner Krankheitsgeschichte monatelang so zu Hause rum und wurde zur menschlichen Fernsehzeitung. Jede Telenovela, jede Talkshow, jedes Trash-Format zog ich mir rein – ich wusste genau, was wann lief. Zu dieser Zeit stopfte ich mich auch mit ungesundem Zeug voll, weil ich es einfach nicht besser wusste oder konnte. Für solche Depri-Couch-Tage habe ich dir Alternativen zusammengetragen, damit du trotz Schwermut zumindest gesund snacken kannst.

Linsenchips

Zutaten

Linsen-Papadams (bekommt man in großen Supermärkten)

1. Papadams für 1 Minute bei höchster Stufe in die Mikrowelle legen. Wer keine Mikrowelle hat, kann auch den Ofen benutzen und die Papadams auf einem mit Backpapier ausgelegten Blech ca. 3–5 Minuten auf höchster Stufe (obere Schiene) backen.
2. Die aufgepoppten Linsenchips können pur oder belegt gesnackt werden, z. B. mit Avocado, Schafskäse, Tomaten, Frischkäse oder Honig. Sie lassen sich auch wunderbar in diverse Dips eintunken.

Nic Nacs aus Kichererbsen

MEAL PREP

Zutaten für 1 bis 2 Portionen

- 1 Dose/Glas Kichererbsen
- 1 EL Olivenöl
- 1 TL Paprika
- 1 TL Curry
- ½ TL Kreuzkümmel, gemahlen, oder Couscous-Gewürz
- 1 TL getrocknete Kräuter nach Belieben (z. B. Oregano, Thymian, Basilikum)
- 1 Prise Chili, gemahlen
- 1 Schüssel mit Deckel

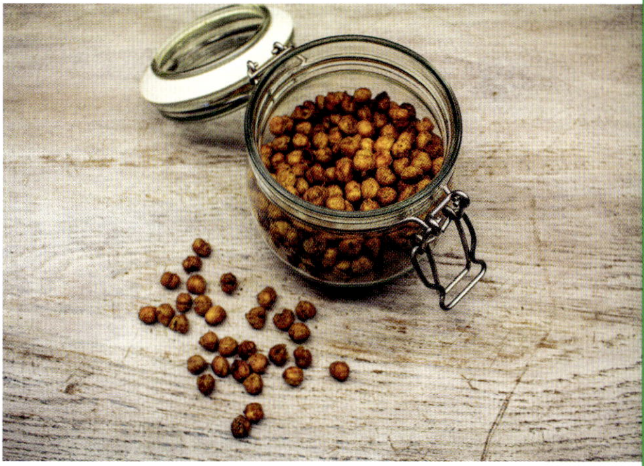

1. Kichererbsen gründlich abspülen, abtropfen lassen und in eine mit Küchenpapier ausgelegte Schüssel schütten. Gründlich trocken tupfen.
2. Anschließend das Küchenpapier entfernen und alle anderen Zutaten dazugeben.
3. Schüssel mit Deckel verschließen und alles ordentlich durchschütteln.
4. Kichererbsen auf einem mit Backpapier ausgelegten Backblech verteilen. Im Ofen bei 180 °C in ca. 30 Minuten knusprig backen, zwischendurch wenden.

Parmesan-Bommel

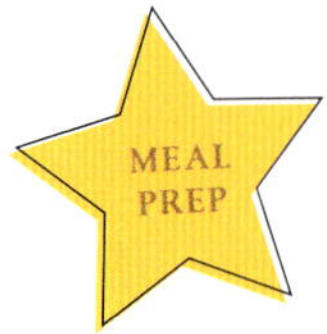

Zutaten für 1 bis 2 Portionen

- 100 g geriebener Parmesan
- 100 g Vollkornmehl
- 100 g geschmolzene Butter
- als Füllung nach Belieben z. B. Schafskäse, Oliven, Thunfisch oder getrocknete Tomaten

1. Käse, Mehl und Butter zu einer Masse kneten.
2. Aus der Masse kleine Kugeln formen, in der Mitte eindrücken, die Füllung hineingeben (z. B. eine Olive) und die Kugel schließen.
3. Die Kugeln im Ofen bei 200 °C Umluft in ca. 15–20 Minuten goldgelb ausbacken.

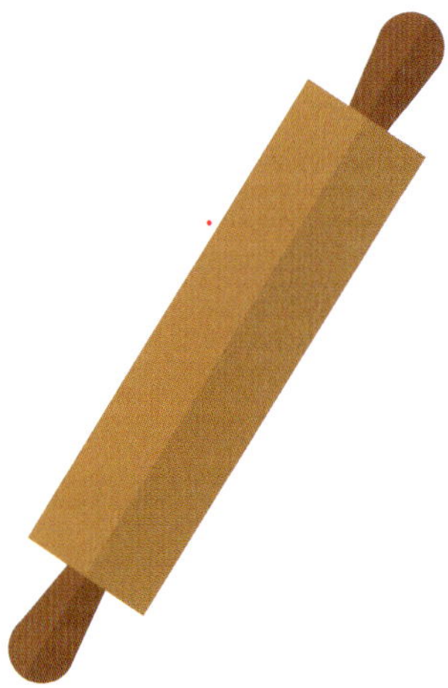

Kalte Speisen

Stundenlanges Stehen in der Küche, sämtliche Töpfe verbrauchen, Herd und Ofen einschalten – ach herrje, manchmal hat man wirklich keine Lust darauf. Ich gebe zu, dass es bei mir oftmals kalte Speisen gibt, die ich mir fix zusammenmixe. Erstens, weil ich wirklich schnell fertig werden möchte. Und zweitens, weil ich einfach ein »Frischling« bin. Ich liebe Knackiges, Salatiges und Frisches und fühle mich nicht so schwer bepackt, wenn ich es verputzt habe. Die reinen Zutaten direkt in den Mund zu befördern, macht nicht nur Spaß, sondern versorgt Kopf und Körper mit maximalen Nährstoffen. Hier sind meine Lieblingsrezepte.

Grüner Superheld

Zutaten für 1 bis 2 Portionen

125 g **Blattspinat**
3–4 **kleine Tomaten**
ein paar **Himbeeren**
½ Packung **Fetakäse**

Für das Dressing

1 EL **Olivenöl**
1 EL **Himbeeressig**
1 TL **Senf**
1 TL **Honig**
Salz und Pfeffer

1. Spinat waschen und in eine Schüssel geben.
2. Tomaten waschen, halbieren und mit den Himbeeren und dem gewürfelten Fetakäse in die Schüssel geben.
3. Für das Dressing alle Zutaten zusammenrühren und unter den Salat mischen.

Mamas Krabbensalat

Zutaten für 1 bis 2 Portionen

- 1 Avocado
- ½ rote Paprika
- 1 Packung Krabben
- 1 Lauchzwiebel

Für das Dressing

- 3 EL Naturjoghurt
- 1 EL Himbeeressig oder weißer Balsamico
- 1 Spritzer Zitrone
- ½ TL Senf
- Salz und Pfeffer

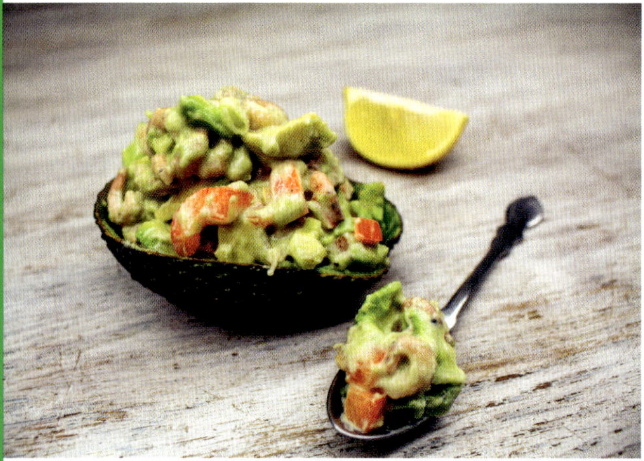

1. Avocado halbieren, entkernen und das Fruchtfleisch mit einem kleinen Löffel in möglichst kugelförmigen Stücken herauskratzen. In eine Schüssel geben.
2. Paprika waschen, entkernen und in Würfel schneiden. Krabben abspülen. Lauchzwiebel putzen und in feine Ringe schneiden. Alles zur Avocado dazugeben.
3. Für das Dressing alle Zutaten zusammenrühren und unter den Salat mischen.
4. Den Salat in den Avocadoschalen servieren.

Alles-was-du-brauchst-Salat

Zutaten für 1 bis 2 Portionen

1 Dose	Kichererbsen
½	Avocado
1	Granatapfel
	frische Minze (ca. 10 Blätter)
	Salz und Pfeffer

Für das Dressing

1 EL	Olivenöl
2 EL	Saft einer Orange
etwas	Saft aus dem Granatapfel
1 TL	Senf
1 TL	Honig
	Salz und Pfeffer

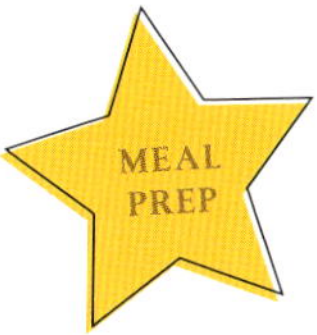

1. Kichererbsen gründlich abspülen, abtropfen lassen und in eine Schüssel geben.
2. Avocado halbieren, entkernen, Fruchtfleisch herausnehmen, würfeln und zu den Kichererbsen geben.
3. Granatapfel halbieren, Kerne mit einem Löffel herausnehmen und zum Salat geben.
4. Minzblätter klein hacken und über den Salat streuen.
5. Für das Dressing alle Zutaten zusammenrühren und unter den Salat mischen.

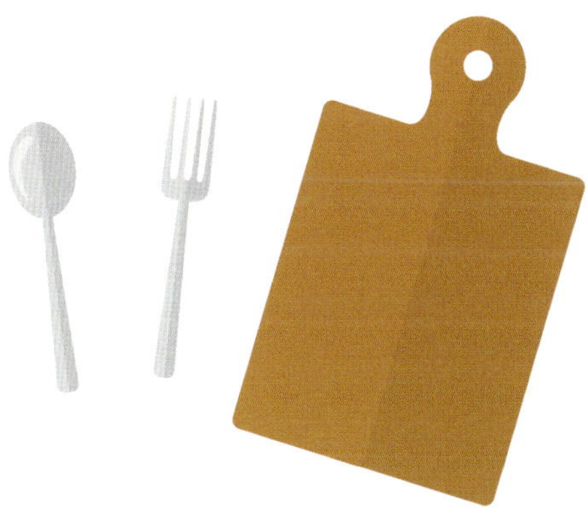

Survivor-Tupperbox-Rezepte für unterwegs

Als ich mit meinem ersten Buch jahrelang auf Lesetour war, das hieß viele Hotels und viel Autofahrerei, wurde mir einiges bewusst. Wenn man oft unterwegs ist, sei es beruflich oder auf Reisen, ist es gar nicht so einfach, sich regelmäßig und gesund zu ernähren. Die Auswahl, die man geboten bekommt, ist sehr beschränkt und einseitig. Fast-Food-Restaurants und Autobahnraststätten bieten nicht gerade die Crème de la Crème der guten Ernährung. Ich habe oft darüber geflucht, am meisten über mich selbst. Fast-Food-Übeltätern konnte ich einfach nicht widerstehen, wenn ich richtig Kohldampf hatte. Zudem war ich zu bequem. Also kapitulierte mein Verstand und nahm die fett- und zuckerhaltigen Angebote an, die offeriert wurden. Im Nachhinein rebellierten mein Körper und meine Seele, und mein Magen-Darm-Trakt meckerte ununterbrochen. Dennoch langte ich am nächsten Tag wieder zu. Heute bin ich gut vorbereitet, damit diese Falle nicht immer und immer wieder zuschnappen kann. Hier ein paar meiner Favoriten.

Rote Quinoa-Bombe

Zutaten für 2 Portionen

100 g	Quinoa
etwas	Gemüsebrühepulver
200 g	gekochte Rote Bete
100 g	Feta
1 Handvoll	frisches Basilikum
1 Handvoll	frische Minze
1 Handvoll	Walnusskerne
6 EL	Olivenöl
2 EL	frischer Limettensaft
1 TL	Honig
	Salz und Pfeffer

MEAL PREP

1. Quinoa in einem Sieb gut unter warmem Wasser abwaschen, in der doppelten Menge Wasser und mit etwas Gemüsebrühe bei kleiner Hitze 15 Minuten köcheln lassen. Anschließend in einer Schüssel abkühlen lassen.
2. In der Zwischenzeit die Rote Bete in kleine Würfel schneiden (am besten dafür Einmal-Handschuhe anziehen) und in die Schüssel geben.
3. Feta mit den Fingern zerbröseln, Basilikum und Minze klein hacken, Walnüsse grob hacken und alles dazugeben.
4. Olivenöl, Limettensaft und Honig verrühren, mit Salz und Pfeffer würzen und über den Salat gießen. Alles noch mal schön durchmischen.

Turbo-Sandwich

Zutaten für 1 bis 2 Portionen

- 2 Vollkorntoast-Scheiben
- 80 g Räuchertofu
- Rapsöl
- Salz und Pfeffer
- 1 Avocado
- 1 Möhre
- 1 Tomate
- 1 rote Paprika
- 1 großes Salatblatt

Für das Dressing

- 2 El Frischkäse
- 3 TL Olivenöl
- 1 EL Weißweinessig
- 2 TL Senf mittelscharf
- 2 TL Honig

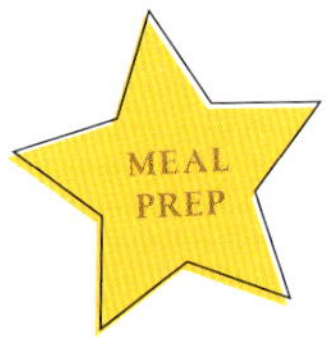

1. Vollkorntoast toasten.
2. Den Räuchertofu in feine Scheiben schneiden und in einer Pfanne mit etwas Öl goldbraun von beiden Seiten anbraten. Salzen und pfeffern.
3. Avocado halbieren, entkernen, Fruchtfleisch herausnehmen und in Scheiben schneiden.
4. Gemüse und Salatblatt waschen und putzen. Möhre schälen und mit dem Sparschäler ein paar Streifen abschälen. Tomate in Scheiben schneiden. Paprika entkernen und in Streifen schneiden.
5. Für das Dressing alle Zutaten zusammenmischen.
6. Eine Toastscheibe mit dem Dressing bestreichen, dann in folgender Reihenfolge belegen: Salatblatt, Tofuscheiben, Avocado, Tomate, Paprika, Möhre, noch mal etwas Dressing. Den zweiten Toast drauflegen und etwas zusammenquetschen.

Tipp: Als Alternative zu Tofu eignen sich auch Puten- bzw. Hühnchenfleisch oder Räucherlachs.

Roll-Ups

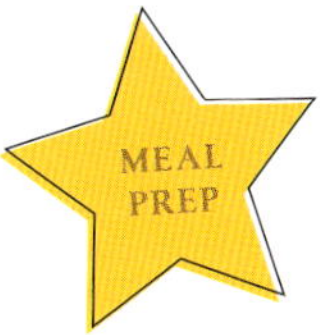

Zutaten für 2 bis 4 Portionen

1 Packung	Vollkorn- oder Dinkelblätterteig (in großen Supermärkten oder im Bioladen zu finden)
1 Packung	Frischkäse (oder veganer Aufstrich nach Wahl)
200 g	Räucherlachs

1. Blätterteig auf ein Arbeitsbrett legen und mit Frischkäse bestreichen. Räucherlachsscheiben darauf verteilen.
2. Den Blätterteig eng von unten aufrollen, damit eine Wurst entsteht. Diese mit einem scharfen Messer in Scheiben schneiden.
3. Auf einem mit Backpapier ausgelegten Blech die Scheiben mit etwas Abstand voneinander hinlegen. Im Ofen bei 200 °C Umluft ca. 15 Minuten goldbraun backen.

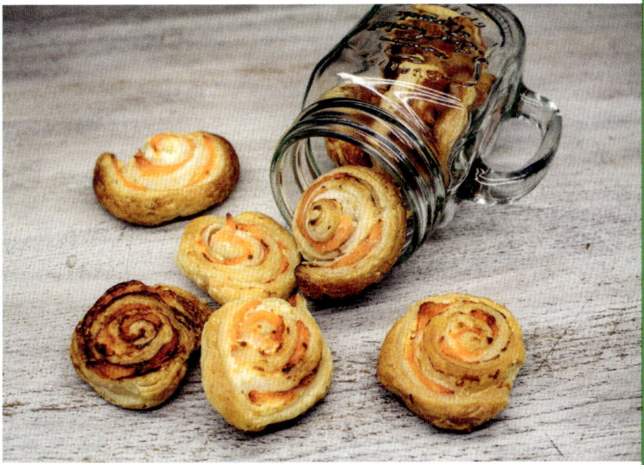

Tipp: Als Alternative zu Räucherlachs eignen sich auch Thunfisch, getrocknete Tomaten oder Putenaufschnitt.

Ich-brauch-dringend-was-Süßes-Rezepte

Süßkram zählt für mich eindeutig zur klassischen Nervennahrung – und es beruhigt manchmal wirklich sehr. Meterlange Supermarkt-Regale mit Schokolade, Zuckerbomben und Co. beflügeln so manches Herz. Es gibt Tage, an denen man alles essen könnte, nicht wahr? Viele weibliche Wesen kennen zudem das Phänomen, Heißhungerattacken während der Menstruation zu bekommen. Die Bäckereitheke bietet zahlreiches Gebäck, eine Entscheidung fällt oftmals schwer. Das Dessert zum Abschluss eines Dinners ist zudem einfach das schönste Ende, das man haben kann. Wenn da nicht dieser Zucker wäre, der einem die Laune vermiest. Damit du keineswegs auf Süßes verzichten musst, habe ich ein paar Rezepttipps für dich, die ohne Zucker auskommen.

Obst-Lollis

Zutaten

100 g Schokolade mit 70 Prozent Kakaoanteil
1 TL Kokosöl
Obst nach Wahl, z. B. Erdbeeren, Himbeeren, Birne, Apfel, Banane
Lolli-Stiele (gibt es im Supermarkt)

1. Schokolade in kleine Stücke gebrochen mit Kokosöl in einem Wasserbad glatt rühren.
2. Obst waschen, gegebenenfalls schälen und in dicke Scheiben schneiden. Mit einem Lolli-Stiel aufspießen und für 5–10 Minuten ins Gefrierfach legen.
3. Danach mit Schokoglasur überziehen und in ein Glas stellen. Kalt werden lassen.

Happy Datteln

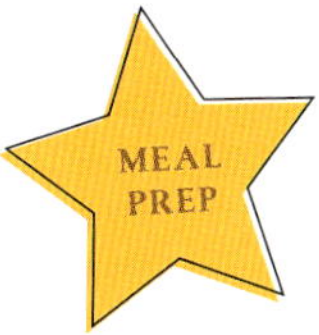

Zutaten

100 g Schokolade mit 70 Prozent Kakaoanteil
1 TL Kokosöl
10–15 große Datteln ohne Kern
10–15 Walnüsse

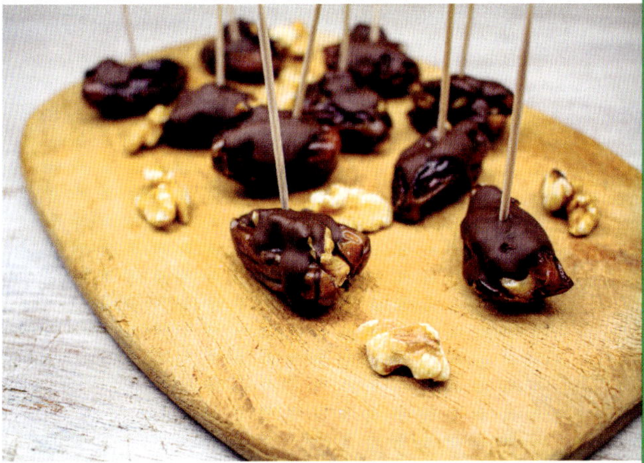

1. Schokolade in kleine Stücke gebrochen mit Kokosöl in einem Wasserbad glatt rühren.
2. Datteln mit einem Messer ein Stück aufschlitzen und eine Walnuss hineindrücken.
3. Datteln auf ein Blech oder Abtropfgitter setzen und mit der Schokolade beträufeln. Für 10 Minuten kalt stellen, bis die Schokolade hart geworden ist.

Nuss-Power-Snack

MEAL PREP

Zutaten

100 g Schokolade mit 70 Prozent Kakaoanteil
1 TL Kokosöl
Cashewkerne (oder andere Nüsse)

1. Schokolade in kleine Stücke gebrochen mit Kokosöl in einem Wasserbad glatt rühren.
2. Cashewkerne auf einem mit Backpapier belegten Backblech verteilen und mit der Schokolade überziehen. Abkühlen lassen.

Bananentörtchen mit Schokokern

Zutaten für 10 Törtchen

1 Banane
2 Tassen Vollkornmehl
1 ½ Tassen Mandelmilch
½ TL Backpulver
1 TL Honig
etwas Kokosöl
Zartbitterschokolade
Muffinblech

1. Banane mit einer Gabel zerdrücken. Vollkornmehl, Mandelmilch, Backpulver und Honig dazugeben und zu einem glatten Teig verrühren.
2. Ein Muffinblech mit etwas Kokosöl einfetten.
3. In die Vertiefungen bis zur Hälfte Teig hineingießen, ein Stück Schokolade darauflegen und mit Teig auffüllen.
4. Im Ofen bei 200 °C Umluft in 20 Minuten backen.

Beeren-Käse-Kracher

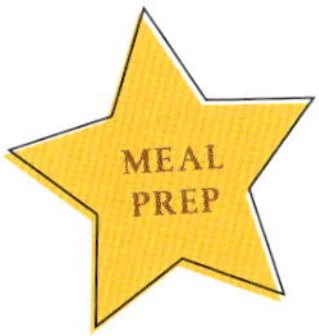

Zutaten für 2 bis 4 Portionen

200 g	frische Beeren nach Wahl
1 EL	Honig
1 Spritzer	Zitrone
200 g	Frischkäse
200 g	griechischer Joghurt
200 g	Vollkornkekse (Butterkekse oder Haferkekse)
60 g	Kokosöl

1. Beeren mit Honig und Zitronensaft pürieren.
2. Frischkäse, Joghurt und Beeren in einer Schüssel glatt rühren.
3. Kekse in einen Gefrierbeutel geben und mit einem Nudelholz oder einem anderen harten Gegenstand zerdrücken, bis Brösel entstehen.
4. Keksmasse mit flüssigem Kokosöl vermischen, bis eine Art feuchter Sand entsteht.
5. Keksmasse in große Dessertgläser verteilen und leicht andrücken. Käsemasse darübergeben und kühl stellen.

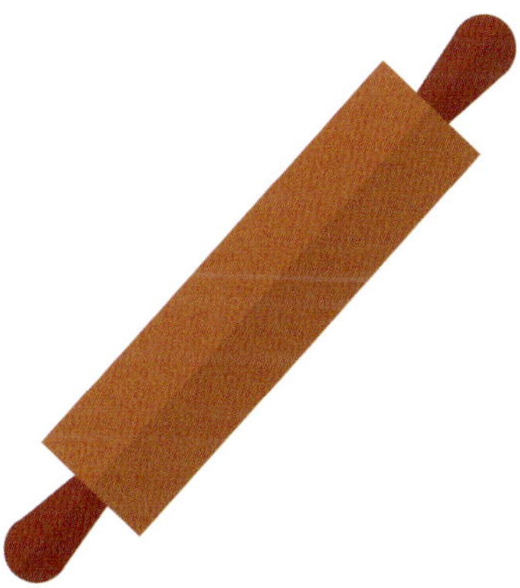

Mein täglicher Check

Heute ist der: ______________________________

Momentane Stimmung (kreuze an): ☺ ☐ 😐 ☐ ☹ ☐

Das habe ich heute gegessen: ______________________________

So fühle ich mich heute: ______________________________

Das habe ich heute gemacht: ______________________________

____

Das hätte ich viel lieber gemacht: ______________________________

____

Highlight des Tages: ______________________________

____

Morgen werde ich: ______________________________

____

Epilog

Am Ende steht immer ein Anfang. Dieser muss und soll noch nicht perfekt sein, aber vielleicht konnte ich dich mit meinem Buch ein wenig motivieren, an ein paar Stellschrauben zu drehen – damit es dir bald besser geht. Zum Schluss schenke ich dir noch mal meine wichtigsten Erkenntnisse, die ich auf meinem Ernährungsweg gegen den Seelenblues gesammelt habe.

Meine sieben wichtigsten Tipps

1. Stresse dich nicht

Alles, was ich in diesem Buch geschrieben habe, basiert auf meinen Erfahrungen, die ich dir weitergeben möchte. Niemand – am allerwenigsten ich – erwartet von dir, dass du diese Vorschläge sofort und 1:1 umsetzt. Prügele dich nicht, wenn du noch eine Zeit lang in alten Verhaltensmustern verweilst. Ärgere dich nicht, wenn du mit der Ernährungsumstellung beginnst, aber immer wieder in ungesunde Gewohnheiten verfällst. Fange irgendwann wieder an oder setze die Umstellung einfach fort. Dein Gefühl wird es dir mitteilen, wenn die Zeit für Veränderung gekommen ist. Dann folgt ein Schritt nach dem anderen – in Ruhe.

2. Frage deinen Körper, was er essen möchte

»Was sollen wir heute essen?« ist die vielleicht am häufigsten gestellte Frage innerhalb eines Haushalts. Ein Wochenplan ist eine gute Möglichkeit, nicht in diesen täglichen Überlegungsstress zu geraten, sondern bestens vorbereitet zu sein. Trotz Plan kann es aber dennoch vorkommen, dass du am besagten Tag gar keinen Appetit auf die Mahlzeit hast, die du vor einer Woche eingetragen hast. Niemand sollte etwas essen, nur weil es vorgegeben ist. Entscheide also immer intuitiv und frage dich selbst: Worauf habe ich heute wirklich Appetit? Ist es das, was für Dienstag vorgesehen war, oder ist es eher das, was ich eigentlich am Freitag zubereiten wollte? Ich schließe dabei immer die Augen, frage mich dann drei Mal, worauf ich wirklich Lust habe, und sichere mich somit ab. Die Intuition ist ein verdammt guter Ratgeber. Und dein Körper weiß genau, was er braucht.

3. Suche dir Koch-Buddys

Integriere deine Familie und Freunde beim Zubereiten und Kochen. Suche jemanden, der mit dir zusammen in der Küche steht und mitschnippelt. Das spart nicht nur Zeit, sondern macht auch Freude. Außerdem kommst du so aus deinem Verkriechmodus raus und förderst soziale Kontakte, die essenziell für eine psychische Gesundheit sind. Wenn du Single und kinderlos sein solltest, dann frage ich dich: Wen würdest du gerne zum gemeinsamen Kochen und Essen einladen? Schaue doch mal deine Kontaktliste durch und frag einfach mal ein paar Menschen, die du magst. Ich bin mir sicher, dass sich einige über deine Einladung freuen würden. Vielleicht führt ihr dann sogar regelmäßige Koch-Partys ein.

4. Glaube nicht immer das, was du denkst

Das ist der für mich prägendste Satz in meiner Therapiegeschichte. Gedankenstrudel können einen wirklich niederdrücken und einem etwas vorgaukeln, was gar nicht der Realität entspricht. Ich wurde oftmals von bestimmten Sätzen in meinem Kopf hinuntergezogen. Nach mehrmaligem Hinschauen und Hinterfragen bemerkte ich aber eine gewisse Übertriebenheit. Beispiel: »Ich kann heute wirklich nicht aufstehen, ich schaffe das nicht, ich bin zu nichts zu gebrauchen.« Natürlich kann das tatsächlich so sein, aber eben auch nicht. Denn woher weiß ich es? Habe ich überhaupt versucht aufzustehen? Bin ich überhaupt etwas angegangen, um etwas zu schaffen? Haben mich andere gebraucht, und ich bin gescheitert? Wenn dir dein Kopf etwas zuflüstert, dann hinterfrage erst mal, ob es wirklich stimmt, was er sagt. Ich kann aus eigener Erfahrung berichten, dass ich schon oft einen ganz passablen Tag hatte, obwohl mir mein Quatschi etwas anderes einreden wollte. Manchmal muss man sich einfach selbst überlisten, denn immer wieder ist man darüber erstaunt, wie stark man sein kann.

5. Nimm Hilfe an, wenn du sie brauchst, und fordere sie auch ein

Solltest du nun wirklich ganz fiese Tage haben und nichts auf die Reihe kriegen, dann frage bei Freunden und Familie nach Hilfe. Dein Überforderungsmodus wird dich nämlich vielleicht dazu verleiten, wieder zum Fast-Food-Restaurant zu rennen oder eine Tiefkühlpizza in den Ofen zu schmeißen, weil es eben gerade nicht anders geht. Es ist absolut kein Drama, wenn das mal passieren sollte. Aber wie wäre es, wenn du einfach dein Umfeld fragst, ob sie für dich einkaufen und kochen würden? Oder ob sie noch etwas von ihrem Mittagessen übrig haben, was sie dir vorbeibringen könnten? Es ist keine Schwäche, nach Hilfe zu fragen – im Gegenteil. Ich weiß, dass es eine unheimliche Überwindung kostet, weil man niemandem auf der Pelle liegen möchte und weil man eh schon das Gefühl hat, allen auf die Nerven zu gehen. Wenn man aber einmal diese Hürde überspringt, empfindet man wahre Erleichterung. Es gibt Menschen, die dir gerne helfen. Sie müssen es nur erfahren. Sprich es also offen aus und sage genau, was du brauchst.

6. Baue deine eigenen Lebensmittel an

Falls du einen Balkon oder Garten besitzen solltest, kann ich dich nur dazu ermutigen, eigenes Obst und Gemüse anzubauen. Das ist gar nicht so schwer (das sage sogar ich, die keinen grünen Daumen hat). Man entwickelt damit ein ganz anderes Bewusstsein zur Nahrung und hat richtig Lust, Gesundes zu essen. Abgesehen davon schmeckt die selbstgepflanzte Tomate wirklich erheblich besser. Mehr Bio geht einfach nicht. Der Kontakt zur Natur ist ebenso ein hilfreiches Tool gegen doofe Gedanken im Kopf und für mich eine der besten Therapien. Ich finde es immer wieder faszinierend, dass aus einem kleinen Samenkorn etwas Essbares entsteht. Viele Garten- und Pflanzentipps findest du im Internet. Ein kleines Hochbeet ist ein guter Start. Garantiert anfängertauglich sind zum Beispiel Tomaten, Schlangengurken, Kürbis, Erdbeeren und Salate. Auch Möhren und Rote Bete sind ziemlich einfach zu managen. Wem die Möglichkeit nicht gegeben ist, der kann sich zum Beispiel für wenig Geld einen Kleingarten anmieten (vielleicht gemeinsam mit Freunden und Familie) oder nahestehende Bauernhöfe besuchen. Oftmals bieten diese das Selbst-Ernten an. Es geht darum, mit den eigenen Händen die Natur zu ertasten, um Bewusstsein zu schaffen.

7. Liebe dein Ich

Ich weiß, dass man zu sich selbst nicht immer die beste Beziehung haben kann. Würdest du dich heiraten? Auf gar keinen Fall? Schade. Oftmals kasteien wir uns selbst, weil wir dies oder das nicht geschafft haben, weil wir optisch nicht dem Idealbild entsprechen oder weil andere scheinbar ein glücklicheres Leben führen. Wir bestrafen uns, nachdem wir uns schon bestraft fühlen. Doppelt und dreifach ausgepeitscht und dann ab zurück in den Kokon. »Weißt du denn gar nicht, wie schön du bist?« Ich bin kein großer Sarah-Connor-Fan, aber dieser Satz aus ihrem Song erklärt alles. Wir sind täglich geradezu überfüllt mit Selbstzweifeln und stehen uns damit nur selbst im Weg. Wir verbauen uns unsere eigenen Chancen, nur, weil wir etwas über uns zu wissen glauben, und nur, weil wir irgendwas und irgendwem hinterherhecheln. Andere sehen in uns etwas Großartiges, aber wir glauben ihnen nicht. Das kann gar nicht sein. Sie müssen sich irren.

Was wäre, wenn du dich einfach mal – mit all deinen Macken und seelischen Zuständen – gut findest? Wie würde das dein Leben verändern? Wie würdest du morgens aufstehen und durch den Tag gehen? Wie würde es sein, wenn du vor dem Spiegel stehst, die Arme ausbreitest und zu dir sagst: »Schön, dass es mich gibt!«?

Schön, dass es dich gibt.

Danke

Meine Eltern – für immer wieder auffangen und Nerven behalten. Ein solch chaotisches Kind wie mich zu haben, ist sicherlich nicht immer einfach. Ich hoffe aber, bereichernd.

Elin, Nicole und Matti – für kaum sehen, aber trotzdem da sein.

Stephan – für Rücken freihalten und Liebe. Für Probeverkostungen und Senf dazugeben.

Gerd – für alles, was ein Freund sein kann. Für das Nicht-Fallengelassen. Für stets ein Stückchen Speck für Kimba.

Dennis – für kreative Brainstorming-Abende mit reichlich Rotwein. Für immer wieder anfeuern. Für den Glauben an mich.

Olli – für das stets offene Ohr, wenn ich klagen musste. Für Vertrauen und Austausch. Für Kaffee- und Kuchenklatsch.

Marco, Kerstin und die Jungs – für die Expertise. Für stetigen Kontakt halten trotz Entfernung. Für die gemeinsame Vergangenheit.

Barbara, André und Martin – für Znüni, Zmittag, Zvieri. Für die wertvollste Erfahrung, die ich mit euch machen durfte. Für tiefgründige Gespräche. Für Quatsch. Für Kitkat-Orgien.

Alle Osmelaks, Lönartze und Hesslers – für den schönsten Garten. Für Familiengefühl. Für Verständnis meiner Launen. Für Weißwein-Abende.

Antje von der Literarischen Agentur Kossack und ihr Team – für Geduld und diplomatische, beruhigende Worte. Für die Entscheidung, mich ins Boot zu holen.

Angelika Holdau, Claudia Bitz und das Team vom Kösel Verlag – für das Ja-Sagen und das Tollfinden meiner Schreibe.

Kräuterwastl Sebastian Viellechner – für einen unvergesslichen Tag und die tiefe Begegnung mit der Natur. Für fachliche Unterstützung. Für wertvolle Erkenntnisse (www.kraeuterwastl.de).

Prof. Dr. Michaela Axt-Gadermann – für schnurstrackse Unterstützung trotz wenig Zeit. Fürs Gutfinden und Aufklären (www.schlank-mit-darm.de).

Dirk Schippel – für verständnisvolle Erklärungen. Fürs Stets-an-der Seite-Sein (www.heilpraktiker-akademie.de).

Susanne und Bianka sowie die Mitglieder der *sonnengrau-Facebook-Gruppe* – für Zusammenhalt. Für unfassbar guten Austausch. Für so sein können, wie man ist.

Arne – für stets gute Laune. Für immer da, wenn ich will.

Marek und Irina – für kreativen und lustigen Austausch, trotz manch ernster Lage. Für euer Glück und eure Stärke. Für Vorbilder sein.

Kimba – für nach wie vor an meiner Seite sein. Für die beste Therapie.

M – für das Wertschätzen.

Micha – für den schlimmsten Moment meines Lebens, aber die dankbarsten und innigsten Gefühle. Für Nie-Vergessen. Für alles, was wir gemeinsam erleben durften. Lights will guide you home.

Viktor – für »Ciao Bella«. Für deine Geschichte, die so vielen Menschen das Leben rettete. Für deine Kraft und Ausdauer, bis zum Schluss.

Tobi »Aloha« – für Löwen-Dasein. Für Bulligespräche. Für den Abschied im Traum. Die Schönsten kommen, wenn es dunkel wird.

Tobi Katze & Klaus Bernhardt – für Support und Dasein.

Alle Leser und Follower – für das Mich-Mögen. Ohne euch gäbe es kein Feedback. Und ohne Feedback keinen großen Sinn.

Alle Freunde – ich danke euch.

Literatur

1 Ross, Julia: *Was die Seele essen will. Die Mood Cure*. Klett-Cotta, Stuttgart 2019

2 Bushman, Brad, J., DeWall, C. Nathan, Pond Jr., Richard S. et al.: »Low glucose relates to greater aggression in married couples«, *Proc Natl Acad Sci USA*, April 2014, 111(17): 6254–6257

3 Gesch, Bernard, Hammond, Sean, Hampson, Sarah et al.: »Influence of supplementary vitamins, minerals and essential fatty acids on the antisocial behaviour of young adult prisoners. Randomised, placebo-controlled trial«, *British Journal of Psychiatry* 181 22–8, Juli 2002

4 Spector, Tim: *The Diet Myth. The Real Science Behind What We Eat*, Weidenfels & Nicolson, London 2016

5 Sampson, Timothy R., Debelius, Justine W., Thron, Taren, Wittung-Stafshede, Pernilla, Knight, Rob, Mazmanian, Sarkis K.: »Gut Microbiota Regulate Motor Deficits and Neuroinflammation in a Model of Parkinson's Disease«, *Cell*, Dezember 2016, Volume 167, 1469–1480

6 De Palmal, Giada, Lynch, Michael D. J.: »Transplantation of fecal microbiota from patients with irritable bowel syndrome alters gut function and behavior in recipient mice«, *Science Translational Medicine*, März 2017, Vol. 9

7 Löwe, Bernd, Lohse, Ansgar, Andresen, Viola: »The Development of Irritable Bowel Syndrome: A Prospective Community-Based Cohort Study«, *American Journal of Gastroenterology*, September 2016

8 Michalsen, Andreas: *Heilen mit der Kraft der Natur.* Insel Verlag, Berlin 2017

9 Miller, Alison L., Gearhardt, Ashley N., Retzloff, Lauren, Sturza, Julie, Kaciroti, Niko, Lumeng, Julie C.: »Early Childhood Stress and Child Age Predict Longitudinal Increases in Obesogenic Eating Among Low-Income Children«, *Academics Pediatrics*, August 2018, Volume 18, 685–691

10 Peters, Achim: http://www.selfish-brain.net

11 Stice, Eric, Burger, Kyle S., Yokum, Sonja: »Relative ability of fat and sugar tastes to activate reward, gustatory, and somatosensory regions«, *The American Journal of Clinical Nutrition*, Dezember 2013, 98(6), 1377–1384

12 Knüppel, Anika, Shipley, Martin J., Llewellyn, Clare H. et al.: »Sugar intake from sweet food and beverages, common mental disorder and depression: prospective findings from the Whitehall II study«, *Scientific reports*, Juli 2017, Artikelnummer 6287

13 Techniker Krankenkasse: https://www.tk.de/techniker/gesundheit-und-medizin/behandlungen-und-medizin/allergien-und-unvertraeglichkeiten/was-sind-nahrungsmittelallergien-und-unvertraeglichkeiten-2 021326

14 NDR: https://www.ndr.de/ratgeber/gesundheit/Wie-viel-Eiweiss-ist-gesund, eiweiss102.html

15 D'Anci, Kristen E., Watts, Kara L., Kanarek, Robin B., Taylor, Holly A.: »Low-carbohydrate weight-loss diets. Effects on cognition and mood«, *Appetite* 52 (Elsevier 2009) 96–103

16 NDR: https://www.ndr.de/ratgeber/gesundheit/Ballaststoffe-Gut-fuer-Darmflora-und-Herz, ballaststoffe150.html
17 Wienecke, Elmar, Nolden, Claudia: »Langzeit-HRV-Analyse zeigt Stressreduktion durch Magnesiumzufuhr«, *MMW-Fortschritte der Medizin*, 2016, 158
18 Black, Maureen M.: »Zinc deficiency and child development«, *Am J Clin Nutr*, August 1998
19 Jacka, Felice N., Cherbuin, Nicolas, Anstey, Kaarin J., Sachdev, Perminder, Butterworth, Peter: »Western diet is associated with a smaller hippocampus: a longitudinal investigation«, *BMC Medicine*, September 2015, 13, Artikelnummer 215
20 Sánchez-Villegas, Almudena, Verberne, Lisa, De Irala, Jokin et al.: »Dietary Fat Intake and the Risk of Depression: The SUN Project«, *PLoS ONE* 6(1): e16 268, Januar 2011
21 Messamore, Erik et al.: »Progress in Lipid Research«, *ScienceDirect*, Volume 66, 1–13, April 2017
22 Hibbeln, Joseph R.: »Seafood consumption, the DHA content of mothers' milk and prevalence rates of postpartum depression: a cross-national, ecological analysis«, *Journal of Affective Disorders*, Volume 69, 15–29, April 2001
23 Witte, Veronica et al.: »Long-chain omega-3 fatty acids improve brain function and structure in older adults«, *Cerebral Cortex*, Volume 24, Issue 11, November 2014, 3059–3068
24 Herrmann, Wolfgang: »Causes and Early Diagnosis of Vitamin B12 Deficiency«, *Deutsches Ärzteblatt*, 2008, 105 (40)
25 Li, Ye, Mei Rong, Lv, Ling, Sun et al.: »Dietary patterns and depression risk: A metaanalysis«, *Psychiatry Res.*, Volume 253, Juli 2017, 373–382
26 Deutsche Gesellschaft für Ernährung: https://www.dge.de/presse/pm/neuer-referenzwert-fuer-die-vitamin-b12-zufuhr
27 Kennedy, David O. B.: »B-Vitamins and the Brain: Mechanisms, Dose and Efficacy - A Review«, *Nutriens*, 2016, 8(2), 68
28 Universität Hohenheim: https://www.uni-hohenheim.de/pressemitteilung?tx_ttnews%5Btt_news%5D=35427&cHash=04ad222df0e86abcf7ca960313241513
29 Hahne, Dorothee: »Mikrobiom und intestinale Gesundheit: Eine hohe Diversität von Darmbakterien ist günstig«, *Deutsches Ärzteblatt*, 2017, 114(5): A-222 / B-200 / C-200
30 Koletzko, Berthold, Pietrzik, Klaus: »Gesundheitliche Bedeutung der Folsäurezufuhr«, *Deutsches Ärzteblatt*, 2004, 101(23): A-1670 / B-1388 / C-1338
31 Ocean, Neel et al.: »Lettuce be happy: A longitudinal UK study on the relationship between fruit and vegetable consumption and well-being«, *Social Science & Medicine*, Februar 2019, Volume 222, 335–345
32 Whyte, Adrian, Williams, Clare: »The cognitive effects of acute blueberry anthocyanin interventions on 7–9 year old children«, *Appetite*, Oktober 2012, Volume 59, Issue 2, 637

33 Krikorian, Robert et al.: »Blueberry Supplementation Improves Memory in Older Adults«, *J Agric Food Chem.*, April 2010, 58(7): 3996–4000
34 Chang, Shun-Chiao, Cassidy, Aedin, Willett, Walter C. et al.: »Dietary flavonoid intake and risk of incident depression in midlife and older women«, *The American Journal of Clinical Nutrition*, September 2016, Volume 104, Issue 3, 704–714
35 Raes, Jeroen: »The neuroactive potential of the human gut microbiota in quality of life and depression«, *Nature Microbiology*, 2019, Volume 4, 623–632
36 Sánchez-Villegas, Almudena, Martínez-González, Miguel Angel, Estruch, Ramón et al.: »Mediterranean dietary pattern and depression: the PREDIMED randomized trial«, *BMC Medicine*, 2013, Volume 11, Artikelnummer 208
37 Luu, Hung N.: »Prospective evaluation of the association of nut/peanut consumption with total and cause-specific mortality«, *JAMA Intern Med.*, Mai 2015, 175(5): 755–66
38 Tarleton, Emily K., Littenberg, Benjamin: »Magnesium intake and depression in adults«, *The Journal of the American Board of Family Medicine*, März 2015, 28 (2): 249–256
39 Jacka, Felice N., O'Neil, Adrienne, Opie, Rachelle et al.: »A randomised controlled trial of dietary improvement for adults with major depression (the ›SMILES‹ trial)«, *BMC Medicine*, 2017, Volume 15, Artikelnummer 23
40 Apaydin, Eric A.: »A systematic review of St. John's wort for major depressive disorder«, *Systematic Reviews*, 2016, Volume 5, Artikelnummer 148
41 Welt der Wunder: https://www.weltderwunder.de/artikel/was-wir-vom-heilwissen-der-indianer-lernen-koennen
42 Kahl, Kai G.: »Depressionen und Lebererkrankungen: Die Rolle von Mikrobiom und Inflammation«, *Fortschr Neurol Psychiatr*, 2019, 87(01): 12–21
43 WDR: https://www.quarks.de/gesundheit/darum-sind-beruehrungen-so-wichtig
44 Engler, Harald, Brendt, Peter, Wischermann, Jan et al.: »Selective increase of cerebrospinal fluid IL-6 during experimental systemic inflammation in humans: association with depressive symptoms«, *Molecular Psychiatry*, Januar 2017, 22(10): 1448–1454
45 Bai, Shuang: »Efficacy and safety of anti-inflammatory agents for the treatment of major depressive disorder: a systematic review and meta-analysis of randomised controlled trials«, *Journal of Neurology, Neurosurgery, & Psychiatry*, Dezember 2019, Volume 91, Issue 1
46 Fachgesellschaft für Ernährungstherapie und Prävention: https://fet-ev.eu/entzuendungshemmende-ernaehrung/
47 Sánchez-Villegas, Almudena: »Mediterranean dietary pattern and depression: the PREDIMED randomized trial«, *BMC Medicine*, 2013, Volume 11, Artikelnummer 208
48 Schnurr, Carolin: »Ernährungstherapie bei entzündlich-rheumatischen Erkrankungen«, *Ernährungs-Umschau* 57, 2010, 466–471

49 NDR: https://www.ndr.de/fernsehen/sendungen/die-ernaehrungsdocs/entzuendungshemmer104.pdf
50 Avena, Nicole M., Rada, Pedro, Hoebel, Bartley G.: »Evidence for sugar addiction: Behavioral and neurochemical effects of intermittent, excessive sugar intake«, *Neuroscience & Biobehavioral Reviews*, 2008, Volume 32, Issue 1, 20–39
51 Knüppel, Anika: »Sugar intake from sweet food and beverages, common mental disorder and depression: prospective findings from the Whitehall II study«, *Scientific Reports*, 2017, Volume 7, Artikelnummer 6287
52 Mantantzis, Konstantinos: »Sugar rush or sugar crash? A meta-analysis of carbohydrate effects on mood«, *Neuroscience & Biobehavioral Reviews*, Juni 2019, Volume 101, 45–67
53 Suez, Jotham, Korem, Tal: »Artificial sweeteners induce glucose intolerance by altering the gut microbiota«, *Nature*, 2014, Volume 514, 181–186
54 NDR: https://www.ndr.de/ratgeber/gesundheit/Zoeliakie-erkennen-und-behandeln,zoeliakie100.html
55 Aziz, Imran: »Efficacy of a Gluten-Free Diet in Subjects With Irritable Bowel Syndrome-Diarrhea Unaware of Their HLA-DQ2/8 Genotype«, *Clinical Gastroenterology and Hepatology*, 2016, Volume 14, Issue 5, 696–703
56 Haas, Lucian: https://www.deutschlandfunk.de/weizenunvertraeglichkeit-das-boese-im-brot.740.de.html?dram:article_id= 379 792
57 Bai, Shuang: »Efficacy and safety of anti-inflammatory agents for the treatment of major depressive disorder: a systematic review and meta-analysis of randomised controlled trials«,*Journal of Neurology*, Neurosurgery & Psychiatry 2020, 91: 21–32
58 Kavanagh, Kylie et al.: »Trans fat diet induces abdominal obesity and changes in insulin sensitivity in monkeys«, *Obesity* (Silver Spring), Juli 2007, 15(7): 1675–84
59 Thesing, Carisha S. et al.: »Omega-3 and omega-6 fatty acid levels in depressive and anxiety disorders«, *Psychoneuroendocrinology*, Januar 2018, Volume 87, 53–62
60 Álvarez Hernández, Elisa et al.: »Acute dietary fat intake initiates alterations in energy metabolism and insulin resistance«, *J Clin Invest.*, Februar 2017, 127(2): 695–708
61 Sena, Tanusree: »Diet-driven microbiota dysbiosis is associated with vagal remodeling and obesity«, *Physiology & Behavior*, Mai 2017, Volume 173, 305–317
62 Sánchez-Villegas, Almudena: »Fast-food and commercial baked goods consumption and the risk of depression«, Public *Health Nutr*, März 2012, 15(3): 424–32
63 Bouzari, Ali et al.: »Vitamin retention in eight fruits and vegetables: a comparison of refrigerated and frozen storage«, *J Agric Food Chem*, 2015, 63(3): 957–962

64 Techniker Krankenkasse: https://www.tk.de/resource/blob/2068252/ec60a26997cd43d8cf42c7a589eefb6f/studie--trinkstudie-2019-data.pdf
65 Pross, Nathalie: »Effects of Dehydration on Brain Functioning: A Life-Span Perspective«, *Ann Nutr Metab*, 2017, 70 Suppl 1: 30–36
66 Tchibo: https://www.tchibo.com/servlet/cb/1326428/data/-/Kaffeereport2020.pdf
67 Wang, Longfei: »Coffee and caffeine consumption and depression: A meta-analysis of observational studies«, *Aust N Z J Psychiatry*, März 2016, 50(3): 228–42
68 Kaster, Manuella P.: »Caffeine acts through neuronal adenosine A2A receptors to prevent mood and memory dysfunction triggered by chronic stress«, *PNAS*, Juni 2015, 112 (25): 7833–7838
69 Grosso, Giuseppe et al.: »Coffee, Caffeine, and Health Outcomes: An Umbrella Review«, *Annual Review of Nutrition*, August 2017, Vol. 37: 131–156
70 Jalalmanesh, Shams Olmolouk et al.: »The effect of green tea on mental health of nurses working in selected hospitals of Hamadan University of Medical Sciences«, *Indo American Journal of Pharmaceutical Sciences*, April 2017, 2881–2886 (09)
71 O'Neill Rothenberg, Dylan, Zhang, Lingyun: »Mechanisms Underlying the Anti-Depressive Effects of Regular Tea Consumption«, *Nutrients*, 2019, 11(6): 1361
72 Lieb, Soyka M.: »Depression und Alkoholabhängigkeit – Neue Befunde zu Komorbidität, Neurobiologie und Genetik«, *Journal für Neurologie, Neurochirurgie und Psychiatrie*, 2004, Nummer 3 / 2004, 30–36
73 Felton, Julia W.: »Delay Discounting Interacts with Distress Tolerance to Predict Depression and Alcohol Use Disorders among Individuals Receiving Inpatient Substance Use Services«, *International Journal of Mental Health and Addiction*, November 2019
74 Deutsches Ärzteblatt: https://www.zi-mannheim.de/institut/news-detail/umfrage-37-prozent-trinken-mehr-alkohol.html
75 Higgins, Lindsey M.: »A healthy indulgence? Wine consumers and the health benefits of wine. Author links open overlay panel«, *Wine Economics and Policy*, Juni 2015, Volume 4, 3–11
76 Gea, Alfredo: »Alcohol intake, wine consumption and the development of depression: the PREDIMED study«, *Science Direct*, Juni 2015, Volume 4, 3–11
77 Moore, Alyssa: »Resveratrol and Depression in Animal Models: A Systematic Review of the Biological Mechanisms«, *Molecules*, August 2018, 23(9): 2197
78 Deutsche Gesellschaft für Ernährung: https://www.dge.de/wissenschaft/referenzwerte/alkohol
79 NDR: https://www.ndr.de/ratgeber/verbraucher/Kaufrausch-Wie-Rabatte-auf-unser-Hirn-wirken,kaufen106.html